PICU心脏指南

Editor：Dr. M. Anders

主审：杨一峰

主译：陈金兰

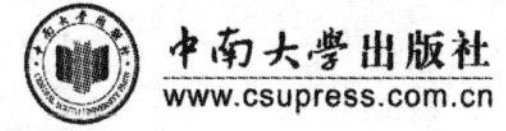
中南大學出版社
www.csupress.com.cn

译者序

2013年，我在澳大利亚墨尔本皇家儿童医院（Royal Children’s Hospital of Melbourne）的婴幼儿重症监护室（PICU）访学时，带教老师Siva主治医生送给了我这本小册子。看完这本小册子后，我的第一感觉是该指南全面而有条理地介绍了婴幼儿心脏重症监护室（PCICU）所涉及的所有内容，非常实用，于是萌发了将该指南介绍给国内同行的想法。2016年获得作者的授权以后，我便开始翻译该指南。

马克·安德斯（Marc Anders）是该书的作者，他在欧洲、澳大利亚及美国的知名医院完成住院医生及专科医生培训，目前是美国德克萨斯儿童医院（Texas Children's Hospital）心血管重症监护室（CVICU）的主治医生，在婴幼儿心血管重症监护方面有着极为丰富的临床经验。在此感谢他慷慨授予版权并在我翻译该指南的过程中给予热心支持！

该指南无疑是PCICU及心血管外科的年轻医生、护士的好帮手。我衷心地希望通过该指南的出版能为PCICU这个相对小众的领域尽绵薄之力。翻译中难免存在不足之处，恳请同道们批评指正。

陈金兰

中南大学湘雅二医院心血管外科ICU

该指南英文版已历经5个版本，具体为：

第1版2011年5月

第2版2012年10月

第3版2013年3月

第4版2014年3月

第5版2014年12月

这仅仅是指南，不能代替当地的临床经验、临床评估和个体患者病情的判断！

对该指南的翻译有任何建议，请发邮件至dr_jinlan@163.com，不胜感激！

目　录

第一部分　基础篇

第一章　心脏病患者入院 …… 2
第二章　PICU出院或转出 …… 10
第三章　术后早期监护 …… 12
第四章　毛细血管渗漏综合征 …… 23
第五章　公式 …… 25
第六章　心脏循环 …… 28
第七章　FRANK STARLING机制 …… 30
第八章　感染 …… 34
第九章　常见感染经验性应用抗生素指南 …… 36
第十章　中心静脉导管 …… 38

第二部分　麻醉

第十一章　PICU基本药理学 …… 42
第十二章　镇静与镇痛药 …… 48
第十三章　肌松药 …… 64
第十四章　耐药及撤药 …… 72
第十五章　撤离阿片类药物及镇静药 …… 73
第十六章　PICU气管插管 …… 76

第十七章　正性肌力药与血管加压药 ……………… 80
第十八章　正性心肌药及血管扩张药 ……………… 85

第三部分　PICU

第十九章　心律失常 ……………………………… 90
第二十章　液体 …………………………………… 94
第二十一章　维持液 ……………………………… 97
第二十二章　营养 ………………………………… 99
第二十三章　营养/喂养指南 …………………… 104
第二十四章　血液制品 ………………………… 110
第二十五章　抗凝及溶栓 ……………………… 114
第二十六章　胸腔引流 ………………………… 127
第二十七章　乳糜胸 …………………………… 130
第二十八章　遗传综合征和心脏缺陷 ………… 133
第二十九章　低心排出量综合征（LCOS） ……… 138
第三十章　一氧化氮 …………………………… 142
第三十一章　开胸 ……………………………… 146
第三十二章　起搏 ……………………………… 149
第三十三章　长QT综合征 ……………………… 154
第三十四章　肺动脉高压（PHT） …………… 156
第三十五章　肾功能衰竭 ……………………… 161
第三十六章　超滤及透析 ……………………… 164
第三十七章　三碘甲状腺原氨酸在心脏手术中的应用
…………………………………………………… 169

第四部分　心脏缺陷

第三十八章　左冠状动脉异常（ALCAPA）……………174

第三十九章　房间隔缺损（ASD）………………………178

第四十章　房室间隔缺损（AVSD，AVC）……………182

第四十一章　B-T分流术（BTS）或改良BTS（MBTS）

……………………………………………………187

第四十二章　中央分流……………………………………190

第四十三章　SANO分流…………………………………191

第四十四章　主动脉缩窄（CoA）………………………192

第四十五章　右室双出口（DORV）……………………197

第四十六章　Ebstein畸形………………………………200

第四十七章　Fontan术……………………………………204

第四十八章　Glenn术……………………………………208

第四十九章　内脏异位综合征…………………………212

第五十章　左心发育不良综合征（HLHS）…………215

第五十一章　主动脉弓中断（IAA）……………………221

第五十二章　左心室流出道梗阻（LVOTO）…………225

第五十三章　动脉导管未闭（PDA）……………………229

第五十四章　室间隔完整的肺动脉闭锁（PA/IVS）

……………………………………………………………232

第五十五章　单心室

——功能性单心室，并行循环（PC）………………236

第五十六章　完全性肺静脉异位回流（TAPVR）

……………………………………………………………239

第五十七章　大动脉转位（TGA）……………………243
第五十八章　法洛四联症（TOF）……………………251
第五十九章　三尖瓣闭锁（TA）……………………255
第六十章　永存动脉干……………………………259
第六十一章　室间隔缺损（VSD）……………………263

第五部分　心功能衰竭及辅助

第六十二章　心肌病
——扩张性心肌病（DCM）/肥厚性心肌病（HCM）
……………………………………………………268
第六十三章　心肌炎（MC）…………………………271
第六十四章　体外膜肺氧合（ECMO）………………275
第六十五章　ECMO患者的抗生素应用………………279
第六十六章　心力衰竭和VAD…………………………281
第六十七章　柏林EXCOR®心室辅助装置VAD………284
第六十八章　心脏移植（HTX）……………………289
第六十九章　ABO血型不相容的HTX…………………293
第七十章　复苏快速参考表…………………………296
第七十一章　婴幼儿高级生命支持…………………298

第一部分

基础篇

第一章　心脏病患者入院

一般原则

了解患者病种类型及预料可能出现的潜在问题！理解心脏畸形及心脏畸形矫治术后基本的生理情况及常见的术后问题！

入院

早查房时应该讨论所有的住院病例。住院医生快速浏览PICU心脏指南或与高年资专科医师（fellow）或主治医师（attending）讨论心脏畸形、手术，预料可能出现的问题并思考应怎样去处理。手术室工作人员应该比预定的手术时间提前20 min到场。手术室的技术员应该写一份心脏病患者转运报告，详细记录转运过程、管道及输液情况等。所有从心脏手术室返回PICU的患者均需要办理心脏外科患者转入手续，即使患者术前就在PICU住院也应重新办理。如果患者返回手术室做第2次或更多次手术，每次都要重新办理转入手续。

准备好心脏病患者交接班单，填好血液检查的化验单及床旁胸片（CXR）检查单。

- 在心脏病患者到达PICU之前准备好基础的处方。

• 静脉使用肝素冲洗管道，包括心内管道：所有体重在5 kg以下的婴幼儿的中心静脉管道（CVL），需静脉泵入肝素10 U/（kg·h）维持。

• 动脉肝素注入及间断冲洗。

• 镇静药物的静脉维持及静脉推注（通常情况下，吗啡和咪达唑仑要分开给药）。

• 按照每次的交班报告准备强心药。

• 0.9%NaCl或5%白蛋白每次以5~10 mL/kg的液体量进行补液。

• 要为体外膜肺氧合（ECMO）患者开好血、血小板、新鲜冰冻血浆（FFP）或冷沉淀等必要时（PRN）医嘱。同时以表格形式列出体外生命支持系统（ECLS）肝素冲洗、透析液等医嘱。输血（所有小于4个月的婴儿或患者22q11阳性或者存在任何其他免疫缺陷的患儿，血制品需要是浓缩细胞、巨细胞病毒阴性及照射过后的）。

• 抗生素：头孢唑啉25 mg/kg静脉滴注（iv），每8小时一次（q8 h）1d；2%莫匹罗星（百多邦）在鼻周外用，每12小时一次（q12 h）3 d；对于新生儿再加用制霉菌素100 000 U口服， q8h直至停用抗生素。延迟关胸的患儿抗生素持续用至关胸。

• 对乙酰氨基酚：体重<10 kg者给予7.5mg/kg iv，每6小时一次（q6 h），>10 kg者给予15 mg/kg iv，q6h，尽早转变为口服/鼻饲给药，最大可达15 mg/kg，每4小时一次（q4 h）。

液体需求量

非体外循环病例：体重>10 kg者给予50%维持量，<10 kg者予以2 mL/（kg·h）。

体外循环病例：体重>10 kg者给予30%维持量，<10 kg者予以1 mL/（kg·h）；这些液体量可以以每天1 mL/（kg·h）的原则逐步增量至足量。

- 第1天，30%维持量或予以1 mL/（kg·h）静脉滴注；
- 第2天，50%维持量或予以2 mL/（kg·h）静脉滴注；
- 第3天，75%维持量或予以3 mL/（kg·h）静脉滴注；
- 第4天，全量。

心脏病患者术前管理[如果患者即将从PICU转运至手术室（OT）]

- 确保PICU患者在术前备好4单位浓缩细胞，2单位血小板，2单位FFP，2单位冷沉淀，事先需要与血库联系好。
- 交叉配血单独抽血，必须确保样本注入EDTA的试管中，标上手写标签（血库将拒绝打印签名标签的血样）。
- 新生儿，尤其是右室流出道梗阻畸形的患儿，确保在任何输血之前抽血做染色体检查以排查22q11。
- 如果患儿需要手术或进行心导管相关操作，常规入院，然后安排心脏手术。
- 开出2%的莫匹罗星（百多邦）鼻周局部应用（q12h）的医嘱，最理想的情况是在心脏手术前2 d应用。
- 在预计患儿会离开PICU之前仔细检查患儿，并与麻醉医师交班。

心脏手术后患者转运至PICU

阶段1：移交前

在到达PICU前大约30 min，麻醉医师要完成“心脏病患者转运报告”，且应该通过电话告知PICU患者到达时间。

阶段2：设备和技术交接班

- 一旦到达PICU，在交班之前，完成呼吸机、监护仪及支持泵的转换。
- 麻醉医师将在麻醉技师、手术室护士及PICU成员的协助下全程监管并指导转运。
- 安全性检查：一旦转运开始了，负责转运的工作人员要检查患者病情是否稳定，通气设备是否正常，以及核实PICU是否已经做好接班准备。
- 此时手术室护士可以离开。除了观察和监护患者以外的交接班活动结束了。

阶段3：病情信息交接班

- 先麻醉医师，然后外科医生移交患者（交接班最好不要中断，除非确定患者有紧急事件发生，这时候应该停止交班以处理病情）。交班信息应与心脏外科转入记录单上记录的内容一致，并以标准化顺序出现。
- 安全性检查：PICU团队听取交班并做好记录，同时使用心脏外科转入记录单来确认他们已经获得所有需要的信息以及提出一些相关问题。

阶段4：讨论和治疗计划

PICU团队讨论该病例，预料可能发生的问题，制定好治疗计划并记录下来。PICU团队现在开始负责该患者的常规观察及处理病情。

注意

- 在交接班时，主刀医生、麻醉医师及首诊监护医生均应该在场。

• 在交接班时一旦发生心脏骤停，麻醉医师将负责抢救直到PICU主治医生清楚患者的所有病情直至足以接手抢救。应该有专门的人负责所有输液管道，各司其职。如果时间充足，麻醉医师可以在手术室填好心脏外科入院交接班单。

要记住的重要细节点

• 手术及体外循环（CPB）时间、主动脉阻断时间（后者是“心脏麻痹”时间）。

• 检查是否存在任何有关解剖或修补的问题（如：冠状动脉情况、分流大小等）或肺动脉高压。

• 记录在手术室时的各种压力[右房压（RAP）/中心静脉压（CVP）/肺动脉压（PAP），左房压（LAP）及平均动脉压（MAP）]、大脑氧饱和度、心脏节律和氧饱和度。

• 记录手术过程中的各种问题和遇到的任何并发症（麻醉诱导过程、心律失常、起搏器的使用、撤离CPB遇到的问题，出血和输入的血液制品及使用过的药物）。

• 询问可用的血液制品（从手术室带回的未使用的）。

• 与主治医生讨论治疗计划/预期的参数和预料到的问题及处理方案。

初步评估

当患者从手术室回到PICU时，应重点在心血管稳定性及是否能保证足够的通气方面（重要体征和胸廓运动）作快速评估。

• 检查目前使用的支持药物——强心药和/或血管舒

张药。

- 与护士一起检查患者是否已安全地与ICU支持设备、监测设备连接，检查呼吸机设置。
- 查看麻醉、CPB记录单、手术记录单或术中任何一次食道超声的记录单。了解患者是否为困难气道，了解术中使用麻醉药的情况，明确患者目前的心功能和残余畸形。
- 细致的体格检查。
- 要求检查：动脉血气（ABG），静脉血气（VBG），全血细胞常规（FBC），尿素氮及肌酐（U&E），Ca^{2+}，Mg^{2+}，磷酸（PO_4），凝血功能，血栓弹力图（TEG），床旁胸片（CXR）。
- 在心脏外科入院记录单里记录临床表现及治疗计划。
- 尽早查看CXR[核实气管内导管（ETT）、温度探头、导管、引流管的位置，是否存在气胸、积液]及第一套抽血结果，呼吸机参数可能需要根据ABG来调整。
- 查心电图（ECG）。

进一步处理

- 足够的鸦片类药物镇痛，有需要者可使用其他镇静药。
- 如果循环不稳定，静脉输注肌松药。
- 支持循环，视畸形特定类型而定。
- 治疗心律失常（具体见第十九章**心律失常**）。
- 如果出血>3 mL/（kg·h）则检查胸腔引流（具体见第二十六章**胸腔引流**）。如果胸腔引流量>10 mL/（kg·h）或突然停止则需要进行急诊心外科及心内科相关检查。病房里的床旁超声快速扫描可能有利于判断病情。

- 液体复苏，送检FBC和凝血功能。考虑TEG及按指征补充因子（大多数时候需要补充冷沉淀和血小板）。
- 密切观察心包填塞（具体见第三章中的**心包填塞**部分）！如果怀疑有心包填塞应立即床旁超声扫描以有利于判断病情。
- 输注浓缩红细胞每4 mL/kg可以提升Hb 1 g/dL。
- 遵循所在单位抗生素应用原则。
- 化验：FBC，U&E，肝功能（LFT），Ca^{2+}/Mg^{2+}/PO_4。术后开始几天，或导管/引流管拔除前要检查凝血功能。如果C反应蛋白CRP值高或怀疑脓毒血症，则需复查CRP。
- 如果心内导管在第2天要移除的话，需要凝血全套结果。

PICU 交接班

交班应简练而全面，而且要毫无保留地说出来！

- 姓名、年龄和术后天数。
- 心脏畸形及手术方式。
- 心血管：HR、节律、BP，是否需要起搏，各项指标的发展趋势。
- 输过的血液制品。
- 通气：足够的气体交换，要提及发生的相关事件。
- 血气分析：包括乳酸和混合静脉血的血气分析及其趋势。
- 液体平衡及前24 h的尿量/腹膜透析（PD）。
- 引流管引流量及性质，如：血性、浆性、血浆性。
- 前6~8 h的病情发展趋势。

- 如果有异常情况发生，要提及是否输过血。
- 提到已拍并已阅的CXR。
- ECMO：流速、氧供气流、流入及流出端压力、活化凝血时间（ACT's）、给予的血液制品、出血、管道回路（如栓子）、动脉波形轨迹（波动性或非波动性）。

导致术后心动过速的 7 个重要原因

- 中枢神经系统：发热、疼痛、不合适的镇静和镇痛、抽搐。
- 心血管系统：低心输出量、快速型心律失常。
- 呼吸系统：低氧、高二氧化碳。
- 肺动脉高压。
- 药物：儿茶酚胺。
- 残余畸形。

第二章　PICU出院或转出

必须要对PICU患者进行评估，基于以下情况，患者可考虑出院或转出：转入ICU的疾病或不稳定的生理得到逆转或解决，超过普通病房处理能力的复杂病情不再需要严密干预。

基于下列适应证决定转出或出院

- 中枢神经系统稳定。
- 血流动力学参数稳定。
- 不再需要静脉强心药的支持、血管扩张药及抗心律失常药（停用至少4 h）。
- 血流动力学监测的导管已被拔除或加盖封闭并得到很好固定。
- 心律失常已被控制。
- 如果没有证据表明存在心律失常，起搏导线通常在24 h以后被移除。
- 呼吸状态稳定（患者动脉血气分析结果稳定，已拔除气管插管）和气道通畅（拔管后至少4 h）。
- 患者最低的氧需求不能超过监护病房的指南要求。
- 患者出院与否，出院时间必须由主治或专科医师决定！

PICU专科住院医生需准备的转出清单

- 转出之前在患者病例夹中录入简短的转出说明、最终诊断、主要的PICU治疗过程、目前问题、目前用药及目前处理计划。
- 完成出院小结。
- 所有的病程记录和出院总结都需要打印出来，专科住院医师/专科医师签名。
- 完成病房药物表格，在值班时间内与药剂师双重核查，保证完整性和正确性。
- 通知心内科、心外科医生及病房住院医生。
- 填写PICU转至病房交接班单并签名，移交给病房内科医生。注明急性疼痛处理情况或病房使用过的疼痛药物情况，写明监护和紧急事件处理情况，查看血液化验结果和/或医疗查房的时间和频次、专科住院医生/专科医生的姓名，完成转出小结，注明病房医生及疼痛团队的姓名。
- 在转出之前对患者进行体查，核对X线检查及验血的日期，查看静脉医嘱和药物使用情况，并核查开至病房的药物和液体。
- 患者的亲属必须得到患儿即将转出或出院的通知和计划。

第三章　术后早期监护

腹胀

• 原因：胃或肠道里的空气潴留（往往由麻醉诱导时的面罩通气引起）或张力性气胸；肠道或腹膜腔里的液体（常见于毛细血管渗漏、右房压高或腹膜透析的液体引起；极少数也可以由液体过负荷或腹腔血肿引起）。对于长时间并行循环或阻断主动脉的新生儿，要排除坏死性小肠炎（NEC）。

• 检查与处理：检查胸腹部——叩诊；查看腹膜透析管及胸腔管引流出来的液体（量和颜色，检测Hb）；抽吸鼻胃管；复查胸片（与之前的胸片对比，胃肠道里的气体，气胸）；监测腹围；检测凝血功能及血小板（如果结果异常或发生出血则需要予以纠正）；如果怀疑有腹膜后出血（股动脉置管）需要行腹部超声。如果是由毛细血管渗漏引起，渗漏一般会持续2 d（新生儿，手术时间长，脓毒血症和低心排出量的病例持续时间更长）；这种情况下，限制液体并不能阻止水肿和腹水的产生，反而只会导致低血容量。必要时通过调整呼吸机参数来补偿腹部顺应性的降低。

肺不张

• 原因：气管插管；气道黏稠分泌物；湿化不足（检查湿化罐和管道温度）；气管内抽吸不充分；气道压迫或塌陷（如气管软化）；自主呼吸时存在单侧膈肌麻痹。

• 临床表现：SaO_2下降，$PaCO_2$上升，同侧胸廓运动减弱，最常累及的是右上肺叶及左下肺叶。

• 处理：手控通气，抽吸前气管内滴入生理盐水（0.25~0.5 mL），物理疗法，气管分泌物培养。若临床怀疑存在膈肌麻痹则需要行X线透视检查。如果有其他表现提示软化（过度充气、哮鸣、呼气延长）则应行气管造影术。

心房压增高

• 检查患者，查看BP、HR、右房压（RAP）、左房压（LAP）及是否存在房室（AV）瓣返流，寻找心房切迹上的v波（AV返流或经过AV瓣放置的心房导管位置不正引起）。主动脉或肺动脉狭窄，顺应性较差的心室即使容量少量增加也会导致房压升高，可以谨慎应用利尿药和/或硝酸甘油（GTN）（降低充盈压！）来治疗。心包填塞与心动过速及血压和心排出量下降等症状密切相关，告知外科医生并立即进行心脏超声检查，但如果情况极其危重则不能延误开胸。对于婴幼儿来说，不伴心包积液的心肌水肿可以导致心包填塞症状，但可以通过开胸立即解决。此时，还需要排查是否存在心肌收缩与舒张功能下降、心律失常及气胸。

• 处理：重新校正传感器；体查胸腹部情况；查血气分析、电解质、乳酸；手控呼吸及气管导管内抽吸；完善ECG检查；拍床旁胸片；如果怀疑有心包填塞应立即通知外科医生；尝试应用血管扩张药、利尿药及强心药。

心包填塞

• 临床表现：HR增快；乳酸值上升及代谢性酸中毒；BP下降伴脉搏细弱，脉压差变小；两房压均上升（尤其是RAP）；胸腔引流可能增加（如果出血增加）或减少（最常见，引流管被堵塞）；心音遥远；QRS波群可能更小。挤引流管（是否充分抽吸，储液瓶是否满了）。只要怀疑有心包填塞可能，立即通知手术医生！（不要为了进一步的核实而延误开胸。）

• 处理：拍床旁胸片（显示心影可能增大；球形心影；起搏导线或LA/PA导管到心缘的距离增加）；心脏超声检查；检查血气和凝血功能[凝血酶原时间（PT），活化的部分凝血活酶时间（PTT），纤维蛋白原，血小板]；挤胸腔引流管；停用血管扩张药；按10 mL/kg补充血制品或盐水；应用强心升压药维持冠状动脉灌注压；考虑输注凝血因子和血小板；如果ACT>100 s，补充鱼精蛋白0.5 mg/kg，然后复查ACT；抽吸左心房（LA）及肺动脉（PA）测压管核实导管尖端的位置（在心包腔里吗？）；可能需要急诊开胸，以防病情进一步恶化。

惊厥

对于一个处于镇静、肌松状态的孩子来说，抽搐可能只表现为HR、BP、PA及心房压的上升或者瞳孔大小的无意识变化。回顾术前、术中及术后病史；化验血糖、血气分析及电解质（包含Ca^{2+}、Mg^{2+}）；停用肌松药；检查对静脉注射咪哒唑仑的自主反应；当肌力恢复后进行神经系统检查；考虑请神经内科会诊（是癫痫发作吗？预后如何？怎么随访？）；确定是自发抽搐出现时监测脑电图（EEG）；

考虑CT扫描；苯巴比妥以5~10 mg/kg静脉推注，最大剂量可达30 mg/kg（注意低血压），如果持续发作则应持续使用苯巴比妥；心脏手术后患者避免静脉注射苯妥因，该药可以引起心肌抑制。可以考虑使用乙拉西坦（开普兰）10 mg/kg静脉注射。

发热

所有开心术后及大部分开胸术后的孩子都会有发热。患儿术后一复温就会出现发热，一般持续24~48 h。在此期间，患儿病情可能进展为脓毒血症，但脓毒血症的诊断还需依据其他症状。术后正常发热稳定之后的第2次体温上升意味着脓毒血症的可能，但需要进行CRP、降钙素原（PCT）、白细胞计数（WCC）等检测以证实。术后高热可能伴随显著的心动过速，VO_2增加（体温每增加1 ℃，VO_2增加11%）。常规应用对乙酰氨基酚（术后单次剂量30 mg/kg）保持核心温度低于37.5 ℃。如果使用对乙酰氨基酚，患儿体温仍>39 ℃，患儿仍在镇静麻痹中，可考虑使用冷腹膜透析（1.5%透析液室温下30 min一个周期，每次10 mL/kg），或者使用降温毯使体表降温至正常。

出血

- 原因：血小板减少；血小板功能减弱；凝血因子稀释或消耗；残留肝素（通常在术后4 h内）；外科问题。
- 临床表现：胸腔引流管引流出鲜红色液体，引流量有增加或者没有正常地减少；心包填塞；通气不足和/或单侧胸廓运动减弱；腹胀加重。
- 调查病因并处理：尽早通知外科医生；检测胸腔

引流液的Hb；如果怀疑心包填塞或气胸、血胸则应复查CXR；检测ACT、TEG、凝血功能及血小板；给予鱼精蛋白0.5 mg/kg iv再复查ACT；补充血小板10 mL/kg；如果补充了鱼精蛋白，ACT、PT或APTT仍然延长的话补充FFP 10 mL/kg；如果纤维蛋白原低则补充冷沉淀；给予以上处理后仍然出血者应考虑给予抑肽酶；怀疑心包填塞者应行急诊心脏超声检查。如果阿司匹林在术前4 d内停用，出现术后出血时应给予去氨加压素。

高血压

高血压在超过新生儿期的主动脉缩窄修补术后及心脏移植术后很常见。其他导致高血压的原因有疼痛、苏醒、抽搐发作、尿胀、高碳酸血症、血管收缩。检查胸、腹、瞳孔及囟门。进行血气分析检查及血糖检测。推注吗啡后重新评估，或给予咪达唑仑后重新评估。启用硝普钠（SNP）泵入：开始0.1 μg/（kg·min），有需要的话逐渐增加至2~3 μg/（kg·min）（注意氰化物中毒及高铁血红蛋白血症，尤其乳酸上升）。对于年龄>1岁的患儿，如果HR>100 min^{-1}且伴有高血压，静脉给予β受体阻滞药（艾司洛尔）——警示：负性心肌作用——或者α受体阻滞药（酚妥拉明）。当血压稳定后转换为口服降压药（阿替洛尔、芬苄明、卡托普利）。避免给予钙拮抗药联合β受体阻滞药。

低血压

• 原因：低血容量；低心排出量；心排出量不足或外周血管过度扩张；患儿已经应用过血管扩张药[中心静脉导管（CVC）间断堵塞，突然从输过血管扩张药的导管内加大其他液体输液速度]；过敏性反应；存在起源于主动脉的低阻抗通道[例如中心分流，体肺侧支（MAPCAs），动静脉瘘]。

• 排查所有导致心排出量不足的原因。如果低血压严重，举起双下肢。补充液体10 mL/kg，必要时重复一次（监测RAP/LAP，术后早期可能需要维持>10 mmHg）。如果新生儿MAP<25 mmHg或幼儿MAP<40 mmHg，则要进行胸外心脏按压。通知心脏外科医生。1:10.000的肾上腺素0.1 mL/kg静脉推注；必要时重复推注并开始肾上腺素微量泵入。如果存在主肺动脉分流及高氧饱和度，FiO_2降低至0.21，$PaCO_2$增加至45~55 mmHg，Hb增加至140 g/L。

通气不足

• 主要症状：$PaCO_2$上升。

• 原因：药物；在手术室或术后发生脑损伤；气管分泌物；肺不张；气胸；肺水肿或胸壁水肿；气管导管周围或呼吸机管道大量漏气；改变了呼吸机参数；胃胀气或最近开始腹膜透析；停用肌松药（减弱了胸壁顺应性）。

• 症状：心动过速及出汗，氧饱和度下降及$PaCO_2$上升，肺动脉压上升，BP可能上升（高碳酸血症）或者下降（削弱了心肌收缩力）。

• 处理：检查胸腹部，血气分析，手控通气，听诊双肺，气管内抽吸；完善CXR检查，检查气管内导管及呼吸环路是否漏气，检查呼吸机设置，必要时增加通气量或改变呼吸机模式，抽吸胃管，引流腹水，肺不张则手控通气及用盐水抽吸。

低氧血症

PaO_2下降或氧饱和度下降。

• 原因：任何导致通气不足的原因；右向左分流：心内

或肺内分流；肺实质疾病；肺水肿；肺不张；肺部感染；肺内出血。

• 调查：低氧血症是真的吗？如果SpO_2下降，快速检查血氧计、脉搏波，试着把探头夹在自己手上或耳垂上，改变探头位置。立即做血气分析（同时记录血氧计的氧饱和度）及严密监测患儿发绀、低血压及低心排体征。检查胸肺情况。手控通气及抽吸气管。完善CXR检查，如果伴有$PaCO_2$升高则检查通气不足原因。从LA及动脉导管内抽血测氧饱和度来判断是否存在心内右向左分流，用气泡-对比超声来定位心内右向左分流的位置。

肺动脉高压

通常发生在肺动脉高血流量或左心梗阻的病理基础上。PA压急骤上升往往是低氧血症、高碳酸血症、酸中毒或操作时的一种反应，但也可以发生在输注血小板、血浆、鱼精蛋白的时候，也可以在没有任何刺激和预兆的情况下出现。对于高风险的患儿：

• 在术后4~8 h内保持很好的镇静及肌松状态。在抽吸及操作前给予芬太尼1~2 μg/kg。

• 将操作减到最少。

• 目标值：$PaCO_2$ 30~35 mmHg，PaO_2>120 mmHg，pH>7.4。

• 多巴酚丁胺联用米力农有利于提高心排出量及保持肺血管扩张。

• 如果PA压上升导致心动过速、低血压、氧饱和度下降及心排出量减弱或者PA平均压>体动脉平均压的1/2，则启用NO（10 ppm）吸入。对于没有放置PA测压管的患儿，急性出现的氧饱和度下降、肺顺应性下降、喘鸣或低血压均能提示肺高压（具体见于第三十四章**肺动脉高压**）。

气管内导管（ETT）抽吸

气管内刺激可以引起PA压力严重上升。当吸痰被认为是必须要做的操作时，事先应给予芬太尼（1~2 μg/kg）消除气道反应。ETT抽吸要谨慎而快速。

败血症

• 主要症状：体温上升（具体见于本章的"**发热**"和第八章**感染**）；心排出量下降；肺动脉压升高；皮肤温暖，洪脉及主动脉舒张压下降；少尿；意识状态下降；乳酸值上升及代谢性酸中毒；无法解释的血糖升高或下降；CRP或PCT升高；血小板计数降低。

• 探究病因：给患者做体格检查以寻找败血症的证据及感染源，如伤口、肺部、导管位置（包括腔静脉血栓体征）、纵隔炎、心内膜炎（新出现的杂音、皮肤梗死、眼底出血、脾肿大、尿液分析），鼻旁窦炎（尤其长时间鼻插管），耳朵、骨骼、关节、尿道等。复查全血检查FBE及CRP。做血培养：经皮穿刺外周静脉血，当可疑惧导管相关血行感染时，同时通过中心静脉导管采血。不要培养动脉管路尖端的血样。如果胸片显示肺部有渗出，考虑正规非支气管镜支气管肺泡灌洗。引流液培养。脓液培养及取脓液行革兰染色涂片。从耻骨弓上抽取尿液或导管内尿液（并不是尿液收集袋内的样品）做培养。考虑真菌败血症：检查皮肤、口腔、喉及眼底。超声检查双肾。

• 处理：考虑使用抗生素（抗生素的选择依赖于可能的微生物。氟氯西林（或者类似的葡萄球菌敏感的青霉素或万古霉素）加用庆大霉素往往适用于致病微生物还处于未知状态的情况；谨慎检测血药浓度；加用口服制霉菌素）。查看培养结果及每日监测CRP。如果培养结果仍然为阴性则败血症的临床症状消失之后的48 h停用抗生素，否则继续使用抗生素5 d（如果是纵隔炎和心内膜炎等严重难治性的感染，抗生素使用时间需要更长）。

出汗

- 原因：疼痛、清醒警觉、高$PaCO_2$（肺泡通气不足）、低血容量、低心排出量、低血糖、心脏衰竭、药物戒断。给患儿做体查（水化状态、静脉充盈状态、对声音的反应、被动运动及气管内抽吸）；其他交感神经兴奋的体征（如：瞳孔扩大）；回顾记录单（血压、HR、呼吸频率、体温及呼吸机参数的变化）；手控通气及抽吸气管；进行血气分析检查并测血糖；尝试补液5~10 mL/kg；尝试注射吗啡50 μg/kg，必要时重复；尝试静脉推注咪达唑仑。

心动过速

- 提示有问题存在的重要体征。必须鉴定原因：心律失常；低心排出量；肺高压危象；肺通气不足或低氧血症；低血糖；中枢（抽搐、发热、疼痛或膀胱充盈）；药物（泮库溴铵或强心药）；解剖（如小左室）。
- 检查患儿：胸部、腹部、瞳孔、囟门。核实心内压、体温、尿量、ECG、心房电图。复查血气分析、电解质及血糖。做心脏彩超。

呼吸急促

如果呼吸频率逐渐加快，必须找到原因。

- 原因：疼痛或其他不适；限制性肺疾病（肺水肿、

肺不张、肺出血、肺炎）；气胸或胸腔积液；发热；脓毒血症；代谢性酸中毒；肺高压；神经肌肉虚弱（残余的肌松药或其他原因）。

• 调查：检查（胸部、腹部、瞳孔、肌力、各种不适的体征、对声音的反应、被动四肢运动及气管内抽吸）；回顾病情记录（PA及LA压、BP、体温、尿量）；血气分析；手控通气及抽吸气管；复查CXR；考虑静脉应用吗啡或咪达唑仑；完善CRP和血小板计数检测；培养血、尿、气管内抽吸物及引流液；观察通气模式（浅快呼吸还是呼吸增强；与呼吸机的协调性）。如果肌力虚弱，增加通气量（机控频率或支持压）。

呼吸机依赖

如果利尿药的使用引起低氯血症从而导致代谢性碱中毒，高$PaCO_2$可能是合适的。呼吸抑制：药物所致或存在脑部疾病；不规律浅呼吸；高$PaCO_2$；嗜睡；可能存在其他脑部疾病的证据（例如癫痫发作）；长时间或高剂量应用吗啡或咪达唑仑，镇静药需要时间（几天）完全排泄。神经系统检查：前囟检查；脑部超声（不敏感）或CT扫描。膈肌麻痹：单侧或双侧（罕见）；经常为自限性的（几周）；同侧没有腹部呼吸运动。膈肌麻痹诊断：超声和/或X线透视，两种方法都有可能出现假阴性。拔管失败的单侧膈肌麻痹的小婴幼儿应该尽早行膈肌折叠术，而年龄较大的孩子尝试脱机失败的一周后也应该考虑。

神经肌肉虚弱：肌松药残留；之前存在低心排出量；肝功能或肾功能受损；水肿或腹水潴留；长时间或高剂量应用肌松药。诊断：四个成串刺激肌松监测法。处理：等待，直到在应用新斯的明或阿托品之前运动恢复（能将腿抬离床面）；不要依赖新斯的明或阿托品来逆转深度麻痹的患儿。ICU肌病（长时间IPPV+肌松药±类固醇±脓毒血症；四个成串刺激正常的重症患者）；如果怀疑肌病则行肌电图检查并请神经内科专家会诊；压力支持通气+充足的营养支持+等待（避免使用类固醇药物和肌松药）。

胸腔积液：是否需要引流（经过讨论后决定），胸液送检并做培养，细胞计数，三酰甘油。三酰甘油>1.1 mmol/L（如果喂养）及细胞数>1 000/μL，其中淋巴细胞>80%，提示为乳糜胸；心脏彩超（Echo）来排除上腔静脉（SVC）梗阻，患儿进食转变为低脂奶，或者停止喂养，给予肠外营养（TPN）（77%的患儿平均12 d会有反应，如果只给予以中链脂肪酸为基础的饮食，平均需要45 d才有反应）；如果在14 d没有反应，考虑静脉使用奥曲肽5 μg/（kg·h）维持（具体见第二十七章**乳糜胸**）。

气管支气管软化：喘息，呼气延长，呼气肌主动参与呼气。临床上及CXR显示空气在肺内滞留，完善支气管造影和/或支气管镜检查。使用高持续气道正压（CPAP）（10~15 cmH_2O），使用深度镇静来撤离CPAP（吗啡±水合氯醛±安定±氯丙嗪），预计需要几天到几周的时间，可以反复地去尝试脱机。

残留心脏畸形：左向右分流；左室或肺静脉梗阻；左心主动脉瓣返流；LV发育不良；双向腔肺分流（BCPS）或Fontan术后出现PA狭窄或扭曲。考虑是否需要再次手术。

参考文献

[1] McDonald R, Dodgen A, Goyal S, et al. Impact of 22q11.2 deletion on the postoperative course of children after cardiac surgery. Pediatr Cardiol, 2013, 34: 341-347.

第四章　毛细血管渗漏综合征

定义

CPB的使用与涉及细胞成分（RBCs、血小板及白细胞）和可溶性蛋白的多种炎性因子信号通路的激活不无关联。实际上，所有的外科手术都会引起补体的激活，但是CPB下的心脏外科手术的反应更为强烈。补体的激活可以导致毛细血管渗漏综合征（CLS）。

所有的脏器都会出现组织水肿，肺、脑、肾和心肌尤为严重。CPB后综合征可以表现为非心源性肺水肿、心肌功能障碍、严重的血管麻痹、血流动力学不稳定和肾功能障碍，严重的病例会出现多脏器功能衰竭。

生理

新生儿及婴幼儿与CPB相关的主要问题是炎性反应时间延长，可导致CLS和器官功能障碍，并可导致更多的并发症和更高的死亡率。

炎性反应是个复杂的生物和生化过程，涉及细胞过程、接触系统、补体系统及细胞因子。后者在CPB介导的炎性瀑布放大反应中扮演了关键角色。

表现

- 低充盈压；
- 全身水肿和组织水肿；
- 浆膜腔积液和腹水。

风险因素

- 风险：新生儿>婴幼儿>儿童；
- CPB持续时间；
- 深低温停循环。

治疗

对于CLS，没有特殊的治疗方法。治疗目标是支持受损的系统。

- 心血管：确保合适的充盈压。
- 呼吸：可能需要更高的呼气末正压（PEEP），但确保低潮气量（5~7 mL/kg）和低气道峰压（PIP）。
- 考虑腹膜透析（PD）：可以减少促炎性因子。

参考文献

[1] Kubicki R, Grohmann J, Siepe M, et al. Early prediction of capillary leak syndrome in infants after cardiopulmonary bypass. Eur J Cardiothorac Surg, 2013, 44: 275-281.

[2] Esper SA, Subramaniam K, Tanaka KA. Pathophysiology of Cardiopulmonary Bypass: Current Strategies for the Prevention and Treatment of Anemia, Coagulopathy, and Organ Dysfunction. Semin Cardiothorac Vasc Anesth, 2014, 18: 161-176.

第五章　公式

肺泡气公式=（Patm－PH_2O）×FiO_2－$\frac{paCO_2}{RQ}$。

（Patm为海平面大气压–760 mmHg，PH_2O为水蒸气压47 mmHg，FiO_2为吸入氧浓度，RQ－呼吸商=$\frac{排除的CO_2}{消耗的氧气}$）。

体表面积（BSA）=$\left\{\frac{[身高（cm）\times 体重（kg）]}{3600}\right\}^{\frac{1}{2}}$。

平均动脉压（MAP）=$\frac{（收缩压+2\times 舒张压）}{3}$。

跨肺压（TPG）=平均肺动脉压肺（mPAP）–肺毛细血管楔压（PCWP），在Glenn及Fontan：上腔静脉压（中心静脉压）SVC（CVP）–左房压（LAP）。

心排出量（CO）=每搏输出量（SV）×HR。正常范围：2.1~3.5 L/min。

心指数（CI）=心排出量/体表面积（CO/BSA）。正常范围：3.0~5.5 L/（$min\cdot m^2$）。

体循环阻力指数（SVRI）=80×（平均动脉压MAP–中心静脉压CVP）/心指数（CI）。正常范围：800~

1 600 dyne·sec/cm^{-5}/m^2。SVRI/80正常范围：15~30 Wood单位/m^2。

肺循环阻力指数（PVRI）=80×（平均肺动脉压MPAP-左房压LAP）/心指数CI。正常范围：80~240 dyne·sec/cm^{-5}/m^2。PVRI/80正常范围：1~3 Wood单位/m^2。

每搏输出量（SV）=心排出量/心率（CO/HR）。正常范围：1~1.5 mL/kg。

射血分数（EF）=（舒张末容积EDV-收缩末容积ESV）/舒张末容积EDV。正常范围：55%~75%。

心室短轴收缩率（FS）=（左室舒末内径LVEDD-左室收缩末内径LVESD）/左室舒末内径（LVEDD）。正常范围：28%~45%。

改良的伯努利方程：压力差=4×流速^2。

流阻（Flow resistance），泊肃叶（Poiseuille's）定律：阻力=8×η ×L/π×r^4（η=黏性，L=长度，r=半径）。只适用于层流。

右室压（RVP）=4×三尖瓣返流最大流速（TR Vmax）^{2}+右房压（RAP）。

肺体循环血流量比（Qp:Qs）=（动脉血氧饱和度SaO_2-混合静脉血氧饱和度$SmvO_2$）/（肺静脉血氧饱和度$SpvO_2$-肺动脉血氧饱和度$SpaO_2$）。正常值为1:1。并行循环：Qp:Qs~25:（95-SaO_2）。

$$氧输送（DO_2）= \frac{CI\times Hb（g/L）\times SaO_2\times 1.36\times SaO_2}{100}。$$

$$氧耗（VO_2）= \frac{CI\times Hb（g/L）\times 1.36\times (SaO_2 - SmvO_2)}{100}。$$

正常范围：婴幼儿为160~180 mL/（min·m^2），儿童为

100~130 mL/（min·m^2），成人为120~150 mL/（min·m^2）。

QT间期，Bazett's公式：QTc=QT/从测量的QT的QRS复合波的R波至前一个R波的RR间隔。正常范围：<0.44 s。

第六章　心脏循环

心脏一次收缩和舒张，构成一个机械活动周期，这个周期被称为心动周期。心动周期各时相心室内压、心室容积、血液与瓣膜活动的变化，以心室的舒缩活动为中心，整个心动周期按：等容收缩期、快速射血期、减慢射血期、舒张前期、等容舒张期、快速充盈期、减慢充盈期、心房收缩期等8个时相进行活动。

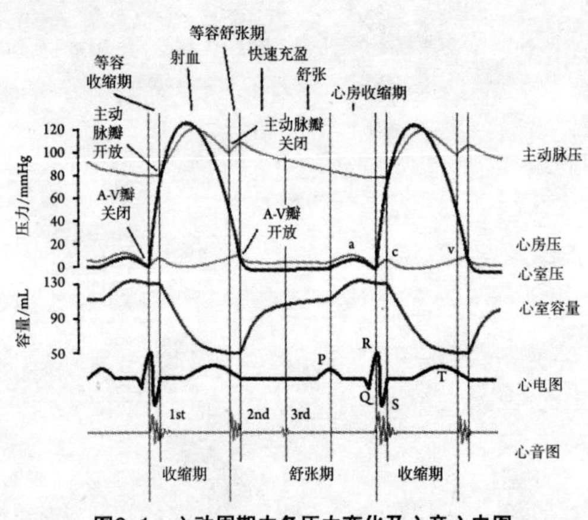

图6–1　心动周期中各压力变化及心音心电图

表6-1　不同年龄阶段的婴幼儿及儿童心率（HR）及平均动脉压（MAP）的正常值

年龄	HR/min^{-1}	MAP/mmHg
足月新生儿	120~180	45
~1岁	100~180	55
~2岁	80~130	60
~7岁	70~110	65
~16岁	50~100	65

参考文献

[1] Bronicki RA, Anas NG. Cardiopulmonary interaction. Pediatr Crit Care Med, 2009, 10: 313-322.

第七章　FRANK STARLING机制

通过Frank starling曲线来理解增加前负荷、改善舒张期顺应性、增强心肌收缩力及下降后负荷均能增加每博输出量（SV），具体情况见图7-1~图7-4。

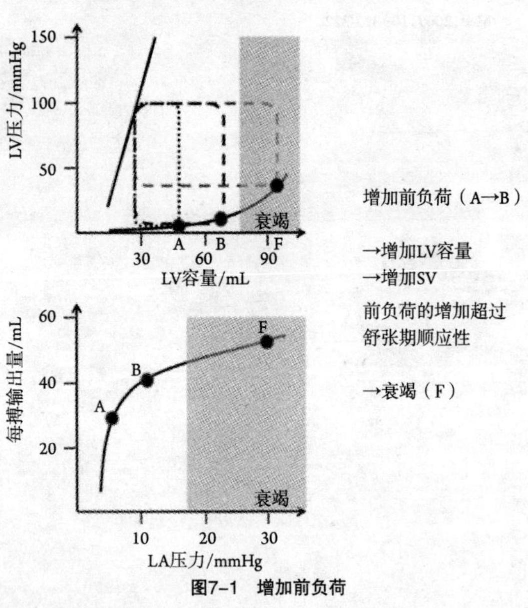

图7–1　增加前负荷

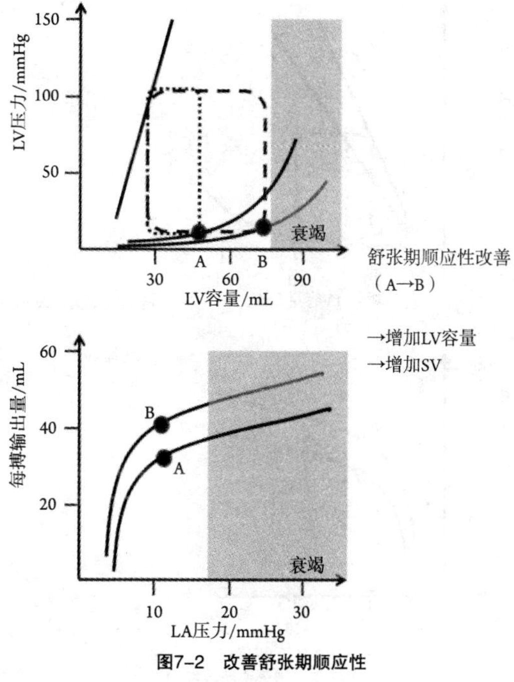

图7-2　改善舒张期顺应性

150
100
50
LV压力/mmHg
B
A
衰竭
30
60
90
LV容量/mL
增加收缩力（A→B）
→增加SV
60
40
20
每搏输出量/mL
B
A
衰竭
10
20
30
LA压力/mmHg

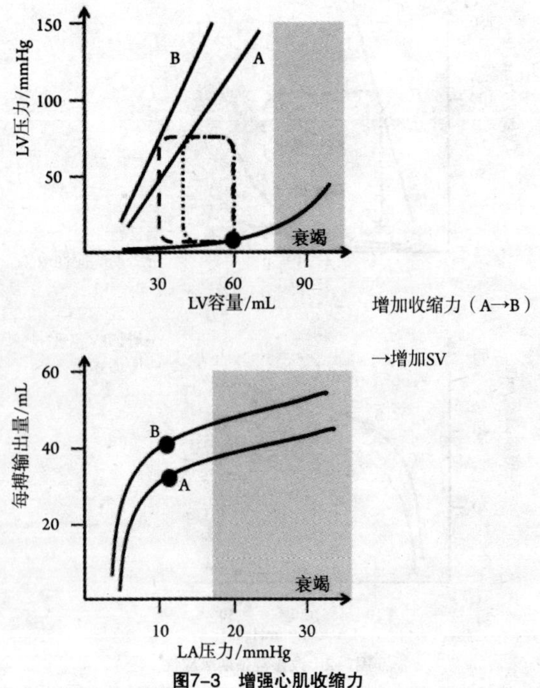

图7-3　增强心肌收缩力

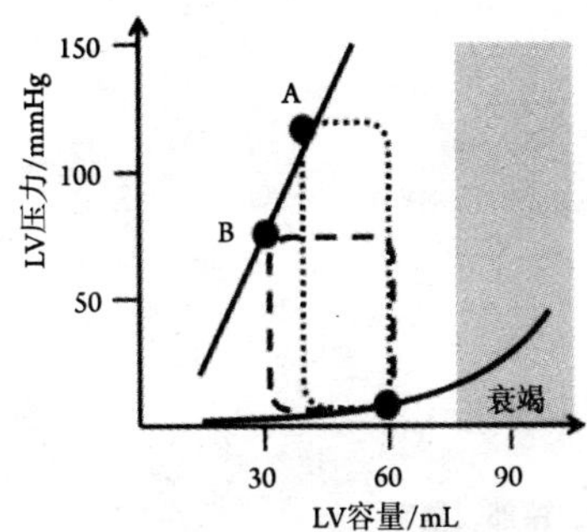

后负荷下降（A→B）

→增加SV

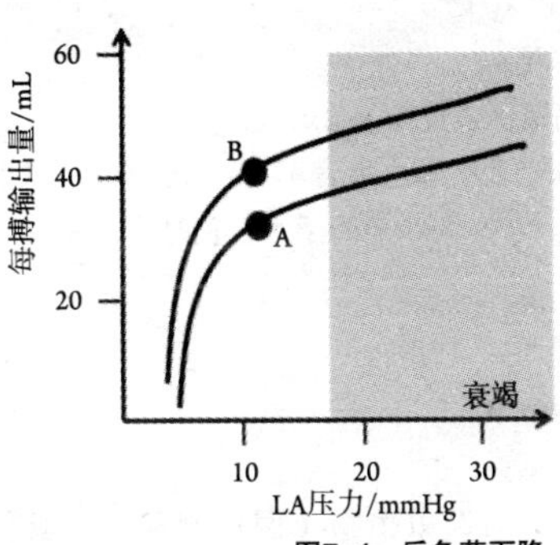

图7-4　后负荷下降

第八章 感染

外科部位感染（表浅、深部、器官）

- 发病率为5%~10%；
- 术后10~14 d多见；
- 最常见的致病菌：金黄色葡萄球菌；
- 危险因素：新生儿、左心发育不良（HLHS）、术前住院治疗、肠外营养（TPN）、急诊手术、长时间CPB。

血流感染

- 发病率为5%~10%；
- 术后10~14 d多见；
- 最常见：革兰阴性微生物（假单胞菌属、肠杆菌属）；
- 风险因素：复杂手术、开胸骨、低体重、中心导管放置时间长、ICU滞留时间长。

肺部感染

- 发病率为10%；
- 危险因素：呼吸机使用时间延长、复杂手术、低心排出量综合征、拔管失败。

目前心脏外科抗生素预防的推荐用法：头孢唑啉可用至72 h（延长使用可能增加耐药性）。在假定或已知葡萄球菌定植的病例中，耐甲氧西林金黄色葡萄球菌（MRSA）有很高的出现率，很容易感染定植菌，或者患者手术植入了机械瓣膜或者人工血管的患者，使用β-内酰胺联用糖肽类（万古霉素）来预防是合理的选择。

免疫缺陷综合征的特别注意事项（DiGeorge综合征），具体见于第二十七章**乳糜胸**和第三章中的“**败血症**”及“**发热**”。

参考文献

[1] Sohn AH, Schwartz JM, Yang KY, et al. Risk factors and risk adjustment for surgical site infections in pediatric cardiothoracic surgery patients. Am J Infect Control, 2010, 38: 706-710.

[2] Abou Elella R, Najm HK, Balkhy H, et al. Impact of bloodstream infection on the outcome of children undergoing cardiac surgery. Pediatr Cardiol, 2010, 31: 483-489.

[3] Knoderer CA, Anderson EM, Cox EG. Survey of congenital heart surgeons' preferences for antimicrobial prophylaxis for pediatric cardiac surgery patients. Am J Health Syst Pharm, 2008, 65: 2008, 2010.

[4] Engelman R, Shahian D, Shemin R, et al. The Society of Thoracic Surgeons practice guideline series: Antibiotic prophylaxis in cardiac surgery, part II: Antibiotic choice. Ann Thorac Surg, 2007, 83: 1569-1576.

第九章　常见感染经验性应用抗生素指南

PICU常见感染（合并/不合并脑膜炎者，怀疑为金黄色葡萄球菌感染者）的抗生素的经验性应用详见表9-1。

表9–1　常见感染经验性应用抗生素指南

年龄	排除了脑膜炎	脑膜炎不能排除	怀疑金黄色葡萄球菌
<3个月	阿莫西林 50 mg/kg，q6h 庆大霉素 7.5 mg/kg，q24h	阿莫西林 50 mg/kg，q6h 庆大霉素 7.5 mg/kg，q24h 头孢噻肟 50 mg/kg，q6h 尤其是婴幼儿要考虑：阿昔洛韦 20 mg/kg，q8h	阿莫西林 50 mg/kg，q6h 头孢噻肟 50 mg/kg，q6h 万古霉素 15 mg/kg，q6h 克林霉素 15 mg/kg，q8h
>3个月	头孢噻肟 50 mg/kg，q6h 氟氯西林 50 mg/kg，q4~6h （或者类似的对葡萄球菌敏感的青霉素）	头孢噻肟 50 mg/kg，q6h 氟氯西林 50 mg/kg，q4~6h （或者类似的对葡萄球菌敏感的青霉素）	头孢噻肟 50 mg/kg，q6h 万古霉素 15 mg/kg，q6h 克林霉素 15 mg/kg，q8h

续表9-1

年龄	如果排除了脑膜炎	如果脑膜炎不能排除	如果怀疑金黄色葡萄球菌
免疫功能低下的任何年龄组	美罗培南（20 mg/kg，iv，q8h） 万古霉素（15 mg/kg，q6h） 庆大霉素（7.5 mg/kg，q24h）		

如果脑膜炎不能排除，或怀疑有严重的脑膜炎（革兰染色），可使用万古霉素15 mg/kg，q6h来代替氟氯西林以覆盖青霉素耐药的肺炎链球菌性脑膜炎。

第十章　中心静脉导管

中心静脉导管的使用是护理配套设置中一种归整的方法，可以用来输液，输血液制品、营养物、药物，获得血液标本，维持紧急的血管通道，以及进行血流动力学监测。

风险因素

机械性并发症（错位、堵塞、移位、填塞），感染，气胸，血栓形成。

置管

要求护士准备所需物品的清单，一旦操作者违反规则护士需要及时阻止。

- 最大限度地使用无菌屏障作为预防手段；
- 使用洗必泰消毒棒；
- 使用专用的设备车，方便使用；
- 如果无菌屏障预防措施被破坏，则程序化停止使用该静脉管道；
- 在穿刺点使用洗必泰浸渍过的贴片；
- 采用适当的敷料覆盖穿刺点；
- 完善X线片检查以确定导管尖端的位置；

- 总是需要测试压力波（用肝素！）；
- 将穿刺的过程记入病历。

维护

- 体重<5 kg的患儿使用肝素10 U/（kg·h）；
- 每天评估导管情况，及时拔除不必要的导管；
- 关闭不需要的管腔的机械阀。

参考文献

[1] O'Grady NP, Alexander M, Dellinger EP et al. Guidelines for the prevention of intravascular catheter-related infections. MMWR Recomm Rep, 2002, 51: 1-29. http://www.cdc.gov/mmwr/preview/mmwrhtml/rr5110a1.htm

[2] Prasad PA, Dominguez TE, Zaoutis TE, et al. Risk factors for catheter-associated bloodstream infections in a Pediatric Cardiac Intensive Care Unit. Pediatr Infect Dis J, 2010, 29: 812-815.

第二部分

麻醉

第十一章 PICU基本药理学

给药途径及药物的全身吸收

药物的全身吸收率决定了其起效时间、强度及作用持续时间。药物溶解度和随血流到靶位吸收点是最重要的因素。

经口/肠内给药

- 最方便、最经济的给药途径；
- 伴有恶心、呕吐及吸收不良；
- 主要吸收部位是小肠；
- 胃肠黏膜和肝是药物提取和代谢的场所。

药物经口/鼻黏膜吸收：回流到上腔静脉和/或颈内静脉，绕过了肝脏的首过效应。

直肠给药

- 对直肠黏膜存在刺激作用；
- 由于黏膜表面区域面积小所以吸收缓慢；
- 远端直肠给药将绕过肝首过效应；
- 近端直肠给药将不能绕过肝首过效应。

注射用药

- 包含皮下注射、肌肉注射及静脉给药途径；
- 吸收更可靠和完全；
- 静脉给药避免了其他给药途径所具有的限制全身吸收的因素，而且为刺激性药物提供了更为舒适的途径。

轴索给药

- 硬膜外途径适用于镇痛、镇静药物的给予；
- 通过硬膜外静脉丛达到有效的全身吸收，尤其适用于脂溶性药物及持续给药（例如芬太尼）；
- 蛛网膜下隙或椎管途径很少导致难以预料的全身效果。

全身吸收后药物的分布

高灌注的组织（心、肺、脑、肾、肝）接受到不同比例的药物量并首先从血浆中摄取药物。一旦血药浓度下降，药物又将重新分布回血浆。在给予单次剂量后，血药浓度首次在药物分布相迅速下降，然后在消除相逐渐下降。

记住：增加药物输注来达到它的预期效果的前提是反复推注及给一个负荷量，否则药效将只维持至5个半衰期！

重复大剂量和/或延长输注时间将使血流不活跃的组织得到饱和，从而起到药物储备的功能，延长药物作用时间。

药代动力学的变量

分布的容积（Vd）

- 药物表观分布容积（在药物清除前，体内药物总量与血药浓度的比值）；

- 清除半衰期的决定因素；
- 描述药物在体内的分布特点；
- 通常决定负荷剂量；
- 主要是受药物本身的理化特征影响。

代谢

- 肝微粒体酶负责大多数药物的代谢；
- 肝对药物的摄取可以是灌注依赖（受肝血流量影响）或容积依赖（受电离和蛋白结合的影响）；
- 肺（如儿茶酚胺）、肾（如吗啡）和胃肠道有很大的药物代谢能力；
- 血浆胆碱酯酶和非特异性酯酶对于含有酯键的药物来说非常重要（如艾司洛尔、丁二酰胆碱）；
- 霍夫曼消除是自然的非酶分解（如顺式阿曲库铵）。

清除（CL）

- 单位时间内有多少体积的血浆中所含药物被机体清除；
- 消除半衰期的决定因素；
- 代谢、排泄和非器官依赖清除（如酯水解）都是清除方式；
- 可以是一级动力学（与血浆浓度成比例）或零级动力学（不依赖血浆浓度的恒定药物消除量）。

半衰期

- 半衰期是指某种药物浓度降低到初始时50%所需要的时间；

- 可以是分布半衰期（$t_{1/2}\alpha$）或消除半衰期（$t_{1/2}\beta$）的过程；
- 血浆浓度不总是与临床药效相对应；
- 消除半衰期决定了达到稳态血药浓度的给药间隔时间（近5个半衰期）；
- 时量相关半衰期（context-sensitive half-time，CSHT），指药物在连续静脉输注时停止输注后血浆中的浓度下降50%所需要的时间。

效应室平衡时间（ESET）

- 静脉给药与临床药效开始起效之间的延时反映药物运送到作用靶点与随后的药物动力学反应间的延迟；
- 主要决定于药物的物理化学性质；
- 当滴定生效时ESET是决定给药时间的重要因素。

药物的物化特性

电离作用

大多数药物都以电离和非电离分子存在，比例由药物的药物代谢动力学（pK）和所在液体的pH决定。但只有非电离的药物可以自由弥散通过生物膜，被代谢或被排泄。

蛋白结合

不同的药物可以和不同的血浆蛋白结合，结合后对药物分布是有影响的，临床上有效的血浆蛋白结合率达90%以上。酸性和中性药物一般与白蛋白结合，碱性药物一般与α1-酸性糖蛋白结合。只有没有结合的药物能自由地透过生物膜，被代谢和被排泄。

脂溶性

物理弥散跨过细胞膜的能力（与快速起效没有必然关联）。

异构现象

合剂经常包含不活跃的异构体或具有不同和/或相反临床效果的异构体（外旋体和非对映结构被认为是不同药物的合剂）。

对药物动力学反应的个体差异

- 不同的患者对很多药物的反应（疗效及不良反应）存在很大不同；
- 不同的个体间要达到相同的药理效应，药物浓度的差异可高达5倍；
- 同一个患者使用同样的药物剂量要达到相同的药理效果，血药浓度差异可高达2倍；
- 吸收、生物利用度以及心、肾和肝功能的差异，导致药物在个体间或个体内的差异性；
- 酶的活性（如诱导或抑制）及基因的因素（如快速或慢速乙酰化）也发挥了作用。

年龄及疾病的影响

- 肾疾病将影响药物通过肾排泄，这种影响在某种程度上与药物依赖肾排泄的程度成比例；
- 肝疾病改变血浆蛋白水平（结合率下降），增加了表观容积（腹水），代谢能力下降及可以改变生物利用度（首过代谢下降和/或门-体侧支建立）。

婴幼儿和新生儿

- 从比例上来说，含有更多的水、更大的血管内容量及脏器高灌注；
- 不成熟的血脑屏障使他们对药物的中枢作用更敏感；
- 不成熟的及低效的肝脏代谢能力和更低的血浆蛋白水平；
- 肾小球滤过率（GFR）低于成人的10%将影响药物清除率。

第十二章 镇静与镇痛药

静脉麻醉药物（表12-1）

- 分为巴比妥类药物（如硫喷妥钠）及非巴比妥类（丙泊酚及氯胺酮）。
- 硫喷妥钠的使用很大程度上限于癫痫持续状态的麻醉诱导和颅内压（ICP）升高的治疗，它不具有镇痛作用，在镇静剂量的时候有抗镇痛作用。
- 丙泊酚适合用于镇静、麻醉诱导（静脉推注）及维持（静脉泵入），它适合离散性疼痛操作但在镇静剂量时只有很弱的镇痛性能，所以必须与合适的镇痛药联用。
- 丙泊酚有直接心肌抑制作用，低心排出量综合征（或有倾向）的患者要慎用。它抑制正常的压力感受器反射，所以可以导致血压和心率的下降。
- 氯胺酮是一种分离麻醉药，具有较强的镇痛效果。它适合用于弥散性疼痛的治疗，但有增加气道分泌物及导致迷幻现象的作用。咪达唑仑可以用于治疗及消除氯胺酮导致的突发现象，但会延长苏醒时间。
- 以1∶1至1∶4的比例将氯胺酮和丙泊酚混合（Ketofol），成为普遍的清醒—镇静方案，并可以优化医疗程序。

表12–1　静脉麻醉药

项目	硫喷妥钠	异丙酚	氯胺酮
类别	巴比妥类	异丙苯酚	苯环己哌啶
机制	$GABA_A$及甘氨酸兴奋药	$GABA_A$及甘氨酸直接兴奋药以及中枢烟碱拮抗药（可能为$5\text{-}HT_3$阻滞药）	NMDA非竞争性拮抗药及阻滞中枢儿茶酚胺的再摄取
口服生物利用度	–	–	25%
口服剂量	无	无	5 mg/kg
单次静脉注射剂量	2~7 mg/kg	1.5~2.5 mg/kg	0.25~0.5 mg/kg（镇痛） 1~5 mg/kg（全身麻醉）
静脉维持剂量	1~5 mg/（kg·h）	1~4 mg/（kg·h）（镇静） 5~15 mg/（kg·h）（全身麻醉）	10~40 μg/（kg·h）
静脉起效时间	<30 s	<30 s	30~60 s
效应室平衡时间	30 s	<30 s	60 s
药物解离常数	7.6	11	7.5

续表12–1

项目	硫喷妥钠	异丙酚	氯胺酮
未电离分数	60%	>99%	45%
蛋白结合率	80%	99%	25%
分布容积	2.5 L/kg	4 L/kg	3 L/kg
清除率	3 mL/（min·kg）	50 mL/（min·kg）	15 mL/（min·kg）
分布半衰期	8 min	4 min	12 min
消除半衰期	12 h	30~60 min	2~3 h
代谢	肝脏（延长输注可能成为零级消除），一些活性代谢物	肝脏（CYP2C9及2B6）及肝外，失活的代谢产物	肝脏 活性代谢产物
排泄	尿	尿	尿
肝功能衰竭	没有影响	没有影响	清除率下降
肾功能衰竭	活性代谢产物将蓄积	没有影响	没有影响

续表12-1

项目	硫喷妥钠	异丙酚	氯胺酮
优点	快速起效，抗惊厥，能产生等电位脑电波（最大限度地降低脑代谢O_2需求）	快速起效及滴定，支气管扩张药，抑制气道反射，抗惊厥，止呕、止痒，低剂量能产生等电位EEG，轻度镇痛效能，稳定的持续输注半衰期（<40 min，即使是在泵入时间>8 h的时候）	低剂量即可强烈镇痛，由于兴奋中枢交感有利于血流动力学参数稳定，支气管舒张，预防及治疗鸦片类耐药，没有呼吸抑制/窒息
缺点	呼吸抑制/窒息，无镇痛，能产生矛盾性兴奋，延长输注将蓄积（较长的持续输注半衰期），耐药/撤药是个问题	呼吸抑制/窒息，心肌抑制，能导致难治的心率过缓（需要β-受体激动药），罕见可导致丙泊酚输注综合征，配方含有豆油及蛋卵磷脂	心肌抑制，急性谵妄（尤其是老年患者，可考虑使用咪达唑仑），增加分泌物（可考虑使用胃长宁），大脑BIS监测不精确
其他要点	↓BP（↓SVR） ↑HR（反射性） 不会抑制气道反射	↓BP（↓SVR及↓CO） ↓HR（抑制压力感受器反射）	丘脑及皮质间EEG分离 不会抑制气道反射 典型的哮喘及脓毒症的诱导药物

麻醉药（表12–2）

- 吗啡、芬太尼及美沙酮都是有效的镇痛、镇静药，氧可酮也是普遍的镇痛药但镇静效果差。
- 镇静、镇痛的水平与呼吸抑制的深度并不相关（患者可以表现为镇静效果很好，呼吸抑制，但镇痛不足）。
- 吗啡因为较长的及不可预测的靶位点平衡时间效应，不适合用于间断性疼痛的操作过程（芬太尼更适合）。
- 芬太尼通常以硬膜外麻醉的方式应用，导致明显的全身药物吸收，进而引起不良反应。
- 舒芬太尼、阿芬太尼及瑞芬太尼是苯胺基哌啶类麻醉药，通常在全身麻醉时提供镇痛。它们很少应用于PICU。
- 以上所有的麻醉药都有可预测的不良反应，包含呼吸抑制、咳嗽抑制、镇静、瞳孔缩小、胆道痉挛、便秘、恶心及呕吐、尿潴留和皮肤充血（尤其是面部皮肤）。

苯二氮䓬类药物（表12–3）

- 咪达唑仑和安定是有效的、常见的PICU镇静药物；
- 通过阻滞电压门控钙通道来直接抑制心肌[低心排出量综合征（LCOS）患者慎用]；
- 咪达唑仑静推或静滴[可高达1 mg/（kg·h）]常常用于控制急性癫痫发作；
- 与巴比妥类和麻醉药类相比，更少产生撤药综合征（但没有镇痛效果）。

表12–2　麻醉药

项目	吗啡	芬太尼	美沙酮	纳络酮
类别	菲类，鸦片制剂	苯基哌啶，类鸦片	联苯-丙胺，类鸦片	菲类，类鸦片
机制	非特异性阿片受体激动药	μ阿片受体激动药，同时对k阿片受体有一些轻度活性	μ阿片受体激动药（L-同分异构）及门冬氨酸拮抗药（D-同分异构）	非特异性阿片受体竞争性拮抗药
口服生物利用度	30%	无	75%	<1%
口服剂量	0.2~0.5 mg/kg q4~6h	无	0.1~0.2 mg/kg q6~24h	无
静脉注射剂量	0.05~0.2mg/kg	1~10 μg/kg	0.1 mg/kg	10 μg/kg
静脉维持剂量	5~100 μg/（kg·h）	1~10 μg/（kg·h）	无	10 μg/（kg·h）
起效时间	15~30 min	1~2 min	10~20 min	1~2 min
效应室平衡时间	30~90 min	3~6 min	10~20 min	5~10 min
药物解离常数	8.0	8.4	9.2	7.9

续表12-2

项目	吗啡	芬太尼	美沙酮	纳络酮
未解离百分比	25%	10%	1%	30%
蛋白结合率	35%	85%	90%	50%
分布容积	3 L/kg	4 L/kg	3.5 L/kg	0.2 L/kg
清除率	25 mL/（min·kg）	10~20 mL/（min·kg）	1~3 mL/（min·kg）	30 mL/（min·kg）
分布半衰期	2~3 min	1~2 min	1~2 min	–
清除半衰期	2~4 h	2~4 h	18~36 h	45~60 min
代谢	肝及肾，10%代谢为M6G	肝脏（CYP3A4），没有活性代谢物	肝脏（CYP3A4），没有活性代谢物	肝脏，没有活性代谢物
排泄	90%尿，10%胆汁	90%胆汁，10%尿	50%尿，50%胆汁	尿
肝功能衰竭	可能加重脑病	没有影响	降低清除率	降低清除率
肾功能衰竭	吗啡及M6G将蓄积	没有影响	没有影响	没有影响

续表12-2

项目	吗啡	芬太尼	美沙酮	纳络酮
优点	没有心肌抑制，镇静及欣快感，镇咳	没有心肌抑制，镇静及欣快感，镇咳，没有组胺释放	肠内有效，对治疗戒断综合征有帮助，适合慢性疼痛（天门冬氨酸作用）	快速作用及可滴定的，抗炎特性
缺点	呼吸抑制，组胺释放，恶心及呕吐，瘙痒，尿潴留，便秘	呼吸抑制，恶心及呕吐，瘙痒，尿潴留，便秘，延长时量半衰期	呼吸抑制，恶心及呕吐，便秘，组胺释放，可能但罕见延长QT间期	可以引发急性戒断反应，罕见但可能导致肺水肿及心律失常，通常需要重复剂量
其他要点	瞳孔缩小 ↓HR及BP（↓SVR）	瞳孔缩小 ↓HR及BP（↓SVR）	瞳孔缩小 ↓HR及BP（↓SVR）	1 μg/kg可有效控制麻醉药引起的瘙痒，BP可能上升或下降

表12-3 苯二氮䓬类

项目	咪达唑仑	地西泮	氟马西尼
类别	BDZ	BDZ	BDZ
机制	$GABA_A$受体间接兴奋药	$GABA_A$受体间接兴奋药	BDZ受体竞争性拮抗药
口服生物利用度	40%	95%	25%
口服剂量	0.5 mg/kg，至20 mg	0.05~0.2 mg/kg	无
静脉推注剂量	0.05~0.2 mg/kg，至5 mg/剂	0.05~0.4 mg/kg，至10 mg/剂	8~15 μg/kg，至200 μg/剂
静脉维持剂量	10~100 μg/（kg·h）	无	2~10 μg/（kg·h）
静脉起效时间	1~2 min	1~2 min	1~2 min
效应室平衡时间	5 min	5 min	5~10 min
药物解离常数	6.2	3.3	1.8
未解离分数	90%	>99%	>99%

续表12–3

项目	咪达唑仑	地西泮	氟马西尼
蛋白结合率	95%	95%	50%
分布容积	1.5 L/kg	1.5 L/kg	0.5 L/kg
清除率	10 mL/（min·kg）	1 mL/（min·kg）	20 mL/（min·kg）
分布半衰期	5 min	5 min	5 min
消除半衰期	1~4 h	24~36 h	60 min
代谢	肝脏（CYP3A4），活性代谢物	肝脏（CYP3A4/5），活性代谢物	肝脏，没有活性代谢物
排泄	尿	尿	90%尿；10%胆汁
肝功能衰竭	清除下降	清除下降	清除下降
肾功能衰竭	活性代谢物可能积聚	活性代谢物将积聚	没有影响
优点	镇静，失忆及抗惊厥，降低大脑代谢O_2需求	口服有效，镇静，失忆及抗焦虑，抗惊厥，降低大脑代谢O_2需求	对苯二氮䓬类（BDZ）成分引起的呼吸抑制和/或药物过量能特别逆转，罕有的引起急性焦虑症和/或激动躁狂
缺点	心肌抑制，呼吸抑制，能引起矛盾性兴奋	心肌抑制，呼吸抑制，能引起矛盾性兴奋，注射时疼痛	癫痫患者使用BDZs维持时使用氟马西尼能引发癫痫
其他要点	↓BP（↓SVR及↓CO）[↑HR（反射性）]	↓BP（↓SVR及↓CO）[HR（反射性）]	可能是部分激动药

α_2兴奋药（表12–4）

- 可乐定和右美托咪啶是镇静/麻醉药，是PICU常用的镇静药，也可治疗各种停药戒断症状。
- 最大的优点是没有呼吸抑制，从而允许更快地撤离机械通气。
- 它们抑制中枢（大脑和脊髓）交感传出，引起负性心肌收缩力和心率。对于有LCOS风险或已存在LCOS的患者，避免与其他直接抑制心肌的药物（苯二氮䓬类、丙泊酚等）联用。
- 不能快速推注，这样会导致瞬间的α_1-激动效应以及严重高血压。

局部麻醉

- 局部麻醉药阻滞电压门控钠离子通道，从而阻止中枢和外周神经通路的传导。
- 利多卡因是疼痛时间较短的手术（如缝合、胸引管的植入等）最常用的局部浸润麻醉药。
- 布比卡因和罗哌卡因一般用于区域阻滞和轴索静滴。
- 左旋布比卡因（S-布比卡因）和罗哌卡因是对映异构体，心脏毒性小。
- 0.5%溶剂中含有5 mg/mL；1%溶剂中含有10 mg/mL；2%溶剂中包含20 mg/mL等（1%=10 mg/mL）。
- 起效时间与药物的PKa相关，效价与脂溶性相关，作用时间与蛋白结合率相关。
- 局部麻醉药的全身吸收程度主要看浸润部位：肋间神经>蛛网膜下隙>硬膜外>臂丛神经>股神经>皮下。

表12-4 α_2激动药

项目	可乐定	右美托咪啶
类别	合成的咪唑啉	合成的咪唑啉
机制	α_2肾上腺受体部分激动药	α_2肾上腺受体激动药
口服生物利用度	>99%	15%
口服剂量	1~5 μg/kg最大300 μg	无
静脉推注剂量	1~5 μg/kg	1~2 μg/kg
静脉输注剂量	0.5~2 μg/（kg·h）	0.2~0.7 μg/（kg·h）（镇静）；5~10 μg/（kg·h）（全身麻醉）
静脉起效时间	10~30 min	10 min
效应室平衡时间	20~30 min	10~20 min
药物解离常数	8.0	7.1
未解离百分比	20%	50%
蛋白结合率	20%	95%
分布容积	2 L/kg	1.5 L/kg
清除率	5 mL/（min·kg）	10 mL/（min·kg）
分布半衰期	30 min	10 min
消除半衰期	12~18 h	2~3 h
代谢	50%肝脏，50%原型排泄	肝脏，没有活性代谢产物
排泄	尿（50%原型）	尿
肝功能衰竭	没有影响	清除下降
肾功能衰竭	活性药物将蓄积	没有影响

续表12-4

项目	可乐定	右美托咪啶
优点	有效镇静，没有呼吸抑制，脊髓-介导镇痛（神经轴索非常有效），鸦片类药物及乙醇戒断综合征治疗非常有效，提高了颤抖的阈值，通过局部麻醉延长区域阻滞	有效镇静，没有呼吸抑制，脊髓-介导镇痛（神经轴索非常有效），鸦片类药物戒断综合征治疗非常有效，提高了颤抖的阈值，通过局部麻醉延长区域阻滞，更短的半衰期
缺点	快速静脉用药将激活α_1受体（↑BP），负性收缩力及心率变律性，口腔干燥，可能出现高血压反跳（如果患者正在使用TCA或β受体阻滞药则会更严重），半衰期长	快速静脉用药将激活α_1受体（↑BP），负性收缩力及心率变律性，口腔干燥，由于制剂中含有甘氨酸不能用于神经轴索镇痛
其他要点	↓HR及↓BP ↓CO 口腔干燥，可以用于口腔分泌物过多的治疗	↓HR及↓BP ↓CO 口腔干燥，可以用于口腔分泌物过多的治疗

• 血管收缩药（肾上腺素）减慢全身吸收和增大最大安全剂量。

• 局部麻醉药恩纳（EMLA）是2.5%利多卡因与2.5%丙胺卡因的混合物，用于置管、切开前的局部麻醉。丙胺卡因能诱导高铁血红蛋白血症，应用在黏膜上将导致药物快速地全身吸收。

• 中枢神经系统中毒首先表现为兴奋现象（口周麻刺感、耳鸣、头晕和震颤/抽搐），继而中枢抑制（失去意识，窒息及昏迷）。

- 心血管系统中毒表现为体循环低血压、心肌抑制、室性心律失常及心血管崩溃。
- 局部麻醉药中毒的处理是对症支持（气道管理，苯二氮䓬类处理抽搐，补液±强心药/血管收缩药），如果心跳骤停应用20%脂肪乳剂（英脱利皮特）：1.5 mL/kg静脉推注超过1 min，继而0.25~0.5 mL/（kg·min）静脉滴注；在CPR期间每5 min重复静推剂量。

非甾体抗炎药（NSAID）

- 分为特异性（COX-2，如帕瑞考西）和非特异性（COX-1及COX-2，如布洛芬）。
- 对胃肠道的不良反应是由于黏膜的血流量下降，黏液及碳酸氢离子的分泌减少。
- 血小板血栓素A2是由前列腺素产生，因此非甾体类消炎药（NSAIDs）可以削弱血小板的聚集。
- 前列腺素是生理调节血管张力的血管扩张药（尤其是肾血管），前列腺素的抑制将导致血管收缩。
- 前列腺素合成的抑制导致花生四烯酸转变为酯氧化酶，后者是支气管收缩药。
- 特异性COX-2抑制药缺乏血小板和消化道效应，但仍然有影响血管张力的效果。
- 由于潜在不良反应较多，所以在PICU中的应用要谨慎。
- 扑热息痛常常被认为是COX-3抑制药，它也可以通过抑制与痛觉脉冲生成有关的缓激肽——化学感受器而作用于外周。

其他（表12-5）

• 水合氯醛是产生卤代醇氯乙醇的前体药物，它的机制尚未清楚，但可能与挥发卤化气体经过中枢$GABA_A$受体的作用机制相似。

• 第一代抗组胺药（如异丙嗪、苯甲嗪等）由于有抗胆碱能性能所以也是有效的镇静药，它们通常仅用于特别需要抗组胺和/或抗胆碱能药物时（如减少分泌物、止咳）。

表12-5　其他

项目	水合氯醛	异丙嗪
类别	卤代醇	吩噻嗪
机制	前体药物，代谢为三氯乙醇（活性药物），可能是一种$GABA_A$激动药	H1受体拮抗药及抗胆碱能（抗毒蕈）
口服生物利用度	>99%	25%
口服剂量	10~100 mg/kg	0.25~1.5 mg/kg
静脉推注剂量	无	0.25~1.5 mg/kg
静脉输注剂量	无	无
静脉起效时间	15 min（口服）	30~60 min
效应室平衡时间	30~60 min（口服）	1~3 h
药物解离常数	12.7	9.1

续表12–5

项目	水合氯醛	异丙嗪
未分离百分比	>99%	<1%
蛋白结合率	50%	80%
分布容积	1 L/kg	7 L/kg
清除率	不清楚	15 mL/（min·kg）
分布半衰期	无	1~2 h
代谢半衰期	4~8 h	12 h
代谢	肝脏，代谢产物是没有活性的	肝脏（CYP2D6），代谢产物没有活性
排泄	尿	尿
肝功能衰竭	清除率下降	清除率下降
肾功能衰竭	没有影响	没有影响
优点	有效镇静及抗焦虑，肠内给药后快速起效，轻度抗惊厥，相对较宽的治疗指数，最小干预快速眼动睡眠	低剂量即可有效抗组胺及止呕，高剂量可有效镇静，催眠，镇咳，防晕车，对过敏性瘙痒但不是鸦片类药物引起的瘙痒有效
缺点	高剂量会出现呼吸抑制、心律失常，刺激胃肠黏膜，触发卟啉症，患者会发展为耐药及戒断	抗胆碱能效果（口腔干燥，视力模糊，尿潴留等），过量时中枢抗胆碱综合征，QT间期延长及AV阻滞，可能出现矛盾性兴奋
其他要点	↓BP（↓SVR） ↑HR（反射性） 水合氯醛的实际半衰期只有几分钟（被酯酶代谢）	[↑HR及↑BP] 抗多巴胺能性能 局部麻醉性能

第十三章　肌松药

定义

骨骼肌松弛药简称肌松药，通过阻滞烟碱乙酰胆碱受体（AChRs），阻断神经冲动在神经肌肉关节（NMJ）处传递，导致肌肉松弛。它们是大的极性分子伴随小的分布容积，所以不能口服，不能穿过胎盘且不能通过血脑屏障。**它们没有镇痛、麻醉及遗忘性能，所以在没有给予适当的镇静/麻醉药物的情况下不要给予肌松药。**

肌松药的临床适应证

- 便于气管插管；
- 改善外科等操作条件；
- 便于插管患者医院内和医院间的转运；
- 在治疗性降温时预防患者颤抖；
- 便于机械通气，包括使用机械通气来调控$PaCO_2$和酸碱状态；
- 改善术后病情稳定（尤其在高风险心脏手术和合并或未合并复杂、异常气道解剖的喉气管手术）。

肌松药分为去极化作用（模仿ACh的作用）和非去极化

作用（妨碍ACh的作用）。

丁二酰胆碱是唯一仍然在临床使用的去极化神经肌肉阻滞药。非去极化神经阻滞药分为长效（泮库溴铵），中效（罗库溴铵、维库溴铵、阿曲库胺及顺–阿屈库胺）和短效（美维库铵）。

选药受起效速度、持续时间和药物可能的不良反应等影响（表13-1~表13-2）。

在丁二酰胆碱的大量不良反应中，恶性高热就是其中一种（与基因遗传有关，肌肉肌浆网钙离子通道异常），治疗方法是积极降温和使用单曲林1~10 mg/kg。

基因上假性胆碱酯酶异常的患者将延长丁二酰胆碱神经肌肉阻滞（胆碱窒息）。患者需要支持监护直至药物完全清除（严重病例需要行血液透析以清除药物），以及评估他们的假性胆碱酯酶的功能（地布卡因指数）。

丁二酰胆碱和罗库溴铵（表13-1）是仅有的能在60~90 s就能具备插管状态的药，也是仅有的能用于快速顺序诱导（RSI）的药物。丁二酰胆碱作用时效短，而作为RSI剂量的罗库溴铵作用时间长。低钾血症、低钙血症、低蛋白血症、高镁血症、脱水、酸中毒及高碳酸血症均可以延长非去极化神经阻滞药物的作用时间。

神经肌肉阻滞药的效能强度是通过有效剂量（ED）来描述的，ED_{95}是指抑制95%收胼肌单收缩的所需剂量（一般插管剂量是ED_{95}剂量的2倍；罗库溴铵的RSI剂量是它的ED_{95}的4倍）；与位于更外周的肌肉（内收拇指肌）相比，对位于中央部位（喉，颌及膈肌）肌肉的阻滞神经肌肉效能更快，阻滞深度更浅和恢复更快。

表13–1　快速起效的肌松药

项目	琥珀胆碱	罗库溴铵
分类	胆碱酯类	氨基甾体（中效）
ED_{95}	0.3 mg/kg	0.3 mg/kg
插管剂量	1 mg/kg（成年人） 2 mg/kg（儿童） 3 mg/kg（新生儿）	0.6 mg/kg 1.2 mg/kg（RSI）
起效时间	30~60 s	30~90 s
恢复时间	3~5 min	20~35 min
输注剂量	无	5~15 μg/（kg·min）
分布容量	0.17 L/kg	0.3 L/kg
蛋白结合率	99%	30%
清除率	40 mL/（kg·min）	4 mL/（kg·min）
清除半衰期	3~5 min	80 min
代谢	血浆拟胆碱酯酶	没有明显意义的代谢
排泄	产生的胆碱摄入到神经系统，<5%原型通过尿排泄	胆汁（50%原型），尿（30%原型）
肝功能衰竭	不受影响	清除半衰期可长达100 min
肾功能衰竭	不受影响	清除半衰期可长达100 min
优点	快速起效及强效肌松，适合快速顺序诱导	由于起效时间较短适合用于快速顺序诱导，没有组胺释放，受肝及肾功能受损的影响最小，可用舒更葡糖翻转

续表13–1

项目	琥珀胆碱	罗库溴铵
缺点	升高胃内、眼内及颅内压，肌颤能导致严重肌痛甚至横纹肌溶解，心动过缓（毒蕈碱）±心率慢或心律失常，高钾血症（伴有神经肌肉疾病及烧伤则更高），恶性高热，胆碱窒息，过敏症	延长输注将会蓄积（确保监测阻滞深度）
其他要点	80%的给药在到达神经肌肉接头NMJ前被水解了，重复给药应该伴随给抗胆碱酯药（对于婴幼儿要常规给予抗胆碱酯药）	罕见有过敏的报道，可以引起眼内压轻度增高

神经肌肉阻滞深度的监测

神经刺激器常常用来监测神经肌肉阻滞的深度。位于NMJ的乙酰胆碱受体（nAChRs）及肌细胞动作电位的产生存在一个安全阈值，>75%的nAChRs必须与药物结合，临床阻滞效果才会明显。

神经肌肉阻滞药至少要结合75%的nAChRs才会出现临床效能和检测到阻滞（这就是与位于NMJ的nAChRs数量及传递有关的安全阈）。

通常是将负极放在腕关节手掌面，直接在上方来刺激尺神经或桡神经，正极至少离负极3 cm，这样才不会受到相关肌群的干扰。应用60 mA的电流（最大80 mA）来刺激，每次刺激0.1 ms（最大0.3 ms）；PICU所应用的刺激模式是四次成串刺激（TOF）计数模式：强直刺激（>30 Hz）及刺激后计

表13–2　起效慢的肌松药

项目	维库溴铵	泮库溴铵	顺阿曲库胺
分类	氨基甾体（中效）	氨基甾体（长效）	苄基异喹啉（中效）
ED_{95}	0.05 mg/kg	0.06 mg/kg	0.05 mg/kg
插管剂量	0.1 mg/kg	0.1 mg/kg	0.1 mg/kg
起效时间	3~5 min	3~5 min	3~5 min
恢复时间	20~35 min	60~90 min	20~35 min
静脉输注剂量	0.5~2 μg/（kg·min）	无	1~10 μg/（kg·min）
分布容积	0.27 L/kg	0.26 L/kg	0.2 L/kg
蛋白结合	60%~90%	15%~30%	unknown
清除率	5 mL/（kg·min）	2 mL/（kg·min）	5 mL/（kg·min）
清除半衰期	60 min	132 min	25 min
代谢	肝脏代谢成一些活性代谢物	肝脏代谢成一些活性代谢物	Hoffman清除（没有活性代谢产物）
排泄	尿（25%原型） 胆汁（25%原型）	尿（80%原型） 胆汁（10%原型）	尿
肝功能衰竭	清除半衰期长达3 h	清除半衰期长达6 h	没有变化

续表13-2

项目	维库溴铵	泮库溴铵	顺阿曲库胺
肾功能衰竭	清除半衰期长达2 h	清除半衰期长达48 h	没有变化
优点	具备可预测的起效及作用持续时间的常用的药物，没有组胺释放，可以被舒更葡糖逆转	长效（剂量需求下降）	非器官代谢使它不受肾和/或肝功能减退的影响，由于快速的Hoffman清除在延长输注后有稳定的偏移时间，没有组胺释放
缺点	延长输注会蓄积（确保监测阻滞的深度）	代谢对肝肾功能的减退很敏感，使用地高辛的患者有心律失常风险	延迟起效时间的强效药
其他要点	大剂量可以引起轻微的（10%~15%）SVR及BP的下降	10%~15%患者HR上升（主要是抗胆碱能效果），BP继发于HR的增快而轻度增加（没有增加心肌收缩力），有利于消除麻醉药诱导剂量引起的心率减慢，可以缩短PT和APTT	10个阿曲库铵异构体之一（阿曲库铵因为组胺释放及能导致抽搐的代谢物现在不再使用）

数。

TOF比例是当4个TOF时第1个肌颤搐（T1）与第4个肌颤搐（T4）的比值。有时很难通过手的触觉或视觉获得肌肉对4个TOF的机械反应来评估神经肌肉功能的恢复。TOF计数（抽搐的绝对数）更容易被检测和说明：

- >70%受体被结合，T4高度开始减弱；
- >80%被结合，T1开始消减；
- >90%被结合，T4消失；
- >95%被结合，T1消失。

强直刺激（通常50 Hz）通过增加乙酰胆碱的存储和/或增加钙离子流入到神经末梢，逐渐增强颤搐强度；当TOF计数为0（>95%阻滞）时，然后予以强直刺激，强直刺激后计数可以定义神经肌肉阻滞的深度。

强直的效果可以持续6 min，这点在重复测试的时候必须考虑到。

如果TOF计数是0以及强直刺激后计数也是0，意味着神经肌肉阻滞过深或者神经刺激仪障碍（在自己身上测试）。

神经肌肉阻滞的反转

使用抗胆碱酯酶（依酚氯胺、新斯的明及吡啶斯的明）等拮抗药可以扭转神经肌肉阻滞，反映了AChE的抑制增加NMJ处ACh来竞争nAChR结合部位。**新斯的明一般的使用剂量是4~7 μg/kg**，更适合扭转阻滞水平非常深的病例。

抗胆碱酯酶产生典型及预期的毒蕈碱不良反应（主要是心动过缓、支气管收缩、分泌物增加及胃肠道蠕动亢进），所以应该同时给予抗毒蕈碱抗胆碱能药物，如阿托品

（20 μg/kg）或胃长宁（10 μg/kg）。

舒更葡糖是一种环糊精，能将罗库溴铵和维库溴铵包裹，并有效中和它们。残余药量从NMJ扩散开，它的药效是可逆的，作用时间是2 min，到目前为止，没有发现它有其他作用。其复合体通过尿液排泄。常规逆转剂量是2~4 mg/kg，在不能插管、不能通气的情况下，紧急逆转剂量是16 mg/kg。

第十四章　耐药及撤药

定义

耐受性是指需要增加药物剂量来达到与之前较小剂量就可达到的相同的疗效，人体对药物反应性降低的一种状态。

- 治疗时间是耐受性出现及躯体依赖的主要相关因素，持续给药比间断给药及肠内给药会更快地诱导耐药。
- 持续静滴48 h就可以出现耐药性，但常规间断给药需要2~3周的时间才会出现有临床意义的耐受性。
- 一些个体长期的药效耐受性可以持续几个月至几年。
- 机制尚不清楚，但可能与受体数量的改变（下调）和细胞内信号通路的调节导致受体不敏感有关。
- 基因也在对阿片类的反应、耐受性形成及躯体依赖中扮演重要角色，但它的临床重要性仍然在界定中。
- 躯体依赖在持续静滴后的48 h开始发展，但常规间断给药需要4周的时间才会真正建立。
- 在躯体依赖真正形成后停止用药将会导致典型的戒断综合征。

第十五章　撤离阿片类药物及镇静药

撤药戒断反应（主要是阿片类药物）会延长住院时间和提高发病率！

药物逐渐撤离是为了预防戒断综合征的产生：

- 方案1：在原来的剂量上每天减少10%，10 d撤药；
- 方案2：在原来的剂量上每天减少20%，5 d撤药；
- 方案2：在原来的剂量上每2 d减少20%，10 d撤药。

以上方案都有相同的效果，5 d撤药法并不会增加需要重新给予药物治疗的戒断综合征！

方案的选择基于治疗时间的长度及临床医生的选择。

静脉注射（Ⅳ）和肠内给药的药物剂量换算

剂量递增和/或阿片类药物轮换使用都是对抗耐药性的有效方法（虽然不可避免存在交叉耐药性），但对躯体依赖性是无效的。阿片类药物间及给药途径的转换要记录24 h给药总量，然后使用转换表来计算经新途径给予的另一种药物每天需要的剂量（表15-1）。

表15-1　阿片类药物IV与肠内给药等效剂量的换算表

药物	Ⅳ等效剂量	Ⅳ:吗啡比率	肠内等效剂量	Ⅳ:肠内比率
吗啡	10 mg	1:1	30 mg	1:3
可待因	100 mg	10:1	200 mg	1:2
羟考酮	10 mg	1:1	20 mg	1:2
芬太尼	100 μg	0.01:1	无	无
美沙酮	10 mg	1:1	20 mg	1:2

静脉咪达唑仑与口服安定的转换

{咪达唑仑Ⅳ[速率单位μg/（kg·h）]×体重×24}×0.5=口服的安定量。

参考文献

[1] Brunton LL, Chabner BA, Knollman BC. Goodman and Gilman's The Pharmacological Basis of Therapeutics. 12th ed. New York: McGraw Hill Medical, 2010.

[2] Macintyre PE, Scott DA, Schug SA, et al. Acute pain management: scientific evidence. 3rd ed. Melbourne: Australian and New Zealand College of Anaesthetists and Faculty of Pain Medicine, 2010.

[3] Miller RD. Miller's anesthesia. 9th ed. Philadelphia: Churchill Livingstone Elsevier, 2009.

[4] Peck T, Hill S, Williams M. Pharmacology for anaesthesia and intensive care. 3rd ed. Cambridge: Cambridge University Press, 2008.

[5] Smith S, Scarth E, Sasada M. Drugs in anaesthesia and intesive care. 3rd ed. Oxford: Oxford University Press, 2003.

[6] Stoelting RK, Hillier SE. Pharmacology and physiology in anesthetic practise. 4th ed. Philadelphia: Lippincott, Williams and Wilkins, 2005.

[7] Anand KJ, Willson DF, Berger J, et al. Tolerance and withdrawal from prolonged opioid use in critically ill children. Pediatrics, 2010, 125: e1208-e1225.

第十六章　PICU气管插管

概况

- 确保气道通畅：严重气道梗阻、保护性反射不足（昏迷或长时间癫痫发作）。
- 促进通气：低氧和/或高碳酸呼吸衰竭。

如果有更有经验的人在场，插管不应该由经验不足的人来尝试！尽可能有两个医生在场！

评估

- 插管有多紧急？
- 解剖异常将预示困难插管？
- 有任何气道梗阻的证据吗？
- 心血管状态：低血容量？低血压？
- 患者是否已固定好体位？

准备好插管设备

- 插管药物（表16-1）。
- 容量替代治疗（10 mL/kg NaCl 0.9%）。
- 气管内导管（ETT）（没有气囊：型号=$\frac{年龄}{4}$+4，带

表16–1　插管药物

项目	镇痛	镇静	肌松
心血管稳定，没有气道梗阻，>1岁	芬太尼1~2 μg/kg或吗啡100 μg/kg	丙泊酚1~2.5 mg/kg	维库溴铵0.1 mg/kg
心血管稳定，有气道梗阻，>1岁	芬太尼1 μg/kg或吗啡100 μg/kg	氯胺酮1~2 mg/kg	维库溴铵0.1 mg/kg
心血管稳定，没有气道梗阻，<1岁	芬太尼1~2 μg/kg或吗啡100 μg/kg	咪达唑仑50~100 μg/kg	维库溴铵0.1 mg/kg
心血管稳定，有气道梗阻，<1岁	**寻求高年资医生的帮助！考虑应用挥发性麻醉药诱导！**		
心血管不稳定，任何年龄	芬太尼1~2 μg/kg或吗啡100 μg/kg		维库溴铵0.1 mg/kg
快速顺序诱导	芬太尼1~2 μg/kg或吗啡100 μg/kg	咪达唑仑50~100 μg/kg	罗库溴铵1 mg/kg
患者ICP上升	芬太尼1~2 μg/kg或吗啡100 μg/kg	硫酚妥钠2~7 mg/kg	罗库溴铵1mg/kg
预计困难气道	**寻求高年资医生的帮助！考虑应用挥发性麻醉药诱导！**		

气囊：型号=$\frac{年龄}{4}+3.5$），再准备比计算出来的型号大一号和小一号的导管。

- 通管丝、弹性通管芯。
- 叶片式喉镜（检查灯泡和电池）。
- Magill's钳。
- 面罩。

- 口咽通气道。
- 简易球囊和麻醉回路。
- 抽吸装备：Yankauer's抽吸器和抽吸导管。
- 连接器、气囊充气注射器、胶带。
- CO_2检测仪。

操作

- 监测心血管及呼吸状态（EGG，SPO_2，BP无创/有创）。
- 向患者或患者家属解释。
- 如果鼻胃管在原位则使胃空虚。
- 患儿体位：新生儿和婴幼儿采取平卧位，儿童及青少年采取嗅物位。
- 预吸纯氧至少2 min。
- 考虑阿托品20 μg/kg静脉推注。
- 给予镇痛药。
- 给予镇静药。
- 轻压环状软骨。
- 检查球囊面罩是否伴有可见的合适的充气/放气设备，查看胸壁呼吸运动。
- 给予肌松药。
- 除了球囊面罩通气是禁忌的情况下，继续球囊面罩通气，同时轻压环状软骨（见快速顺序诱导插管）。
- 经口插管，松开环状软骨压力。
- 检查ETT位置：胸廓起伏，听诊及CO_2检测仪。
- 一旦患儿病情稳定及通气适当，考虑更换经鼻ETT。
- 一旦ETT位置确定，固定ETT。

- 放置鼻胃管，使胃空虚。
- 完善CXR检查来确定ETT位置和鼻胃管。
- 考虑继续镇痛镇静。
- 记录插管过程。

插管药物

具体见第十二章**镇静与镇痛药**（表12-1）。

意料之外的困难插管

- 寻求帮助！
- 重新轻压环状软骨，重新启用球囊面罩通气。
- 优化患者体位。
- 考虑使用探条或导管丝。
- 考虑使用不同的喉镜窥视片。

不能通气/不能插管

- 寻求帮助！
- 考虑重新摆放头部位置。
- 托下颌法。
- 放置Guedel氏/鼻咽通气管。
- 两只手托举面罩。
- 减轻环状软骨压力。
- 考虑使用喉罩。

第十七章　正性肌力药与血管加压药

定义

• 正性肌力药：拟交感药物，作用在交感神经（或肾上腺素能）系统（β受体）导致正性肌力作用（收缩力增强），正性变时性（心率增快），正性变传导作用（脉冲传导增快）及松弛效果（改善舒张功能）。

• 血管加压药：拟交感药物，作用在交感神经（或去甲肾上腺素）系统（α受体）导致血管收缩效果。

理想的血管活性支持药：影响心输出量/影响体循环阻力（SVR）/影响心肌耗氧量/没有快速耐药性，但不存在！

a）拟交感神经药：内源性儿茶酚胺

肾上腺素（$\beta_1>\beta_2$及$\alpha_1>\alpha_2$兴奋药）通过cAMP途径（表17-1）。

去甲肾上腺素（$\alpha_1>\alpha_2$及$\beta_1>\beta_2$兴奋药）通过cAMP途径（表17-2）。

多巴胺（D1及D2，更高的剂量：$\beta_1>\beta_2$及$\alpha_1>\alpha_2$兴奋药）通过cAMP途径，是去甲肾上腺素的前体（表17-3）。

表17–1　肾上腺素

剂量/（μg·kg⁻¹·min⁻¹）	α_1	α_2	β_1	β_2	临床效果
0~0.05			++	++	▲HR，SV，CO ▼SVR
0.05~0.10			+++		▲HR，SV，CO
0.10~0.20	+++	+++	+++		▲HR，SV，SVR ▼CO

不良反应：增加心肌氧需求，心率增快性心律失常，舒张功能变差，快速耐药，高糖血症，乳酸增加。

表17–2　去甲肾上腺素

剂量/（μg·kg⁻¹·min⁻¹）	α_1	α_2	β_1	β_2	临床效果
<0.10	+++	++	+++		▲SVR，HR ▼CO
0.10~0.20	++++	+++	+++		▲SVR，HR，SV ▼CO

不良反应：增加心肌氧需求，能导致CO下降，快速耐药，高血糖症。

表17–3　多巴胺

剂量/（μg·kg⁻¹·min⁻¹）	α_1	α_2	β_1	β_2	临床效应
0.5~2					▲增加内脏灌注
2~5			++		▲HR，SV，CO
5~10	++		++		▲HR，SV，SVR ▼CO
>10	+++				▲SVR ▼CO

不良反应：增加心肌氧需求，能导致CO下降，快速性心律失常，快速耐药，高血糖症，免疫抑制效应，抑制促甲状腺激素释放激素。

b）拟交感神经药：合成的儿茶酚胺

多巴酚丁胺（β1>β2）通过cAMP途径（表17-4）。

异丙肾上腺素（β）通过cAMP途径（表17-5）。

c）拟交感神经药：合成的非儿茶酚胺类

苯肾上腺素（α1>α2兴奋剂）用于法洛四联症缺氧发作时的复苏（表17-6）。

d）磷酸二酯酶抑制药

米力农通过cAMP途径（表17-7）。

表17-4　多巴酚丁胺

剂量/（$\mu g \cdot kg^{-1} \cdot min^{-1}$）	α_1	α_2	β_1	β_2	临床效应
2.5~10			++	++	▲HR，SV，CO ▼SVR
>10			+++		▲HR，SV，CO

不良反应：增加心肌氧需求，心率快型心律失常，舒张功能受损，快速耐药，高糖血症。

表17-5　异丙肾上腺素

剂量/（$\mu g \cdot kg^{-1} \cdot min^{-1}$）	α_1	α_2	β_1	β_2	临床效应
0.01~1			+++	+	▲HR，SV，CO

不良反应：增加心肌氧需求，快速型心律失常，舒张功能受损，快速耐药，高糖血症。

表17-6　苯肾上腺素

剂量/（μg·kg⁻¹·min⁻¹）	α_1	α_2	β_1	β_2	临床效应
0.1~5	+++	++	+++		▲SVR ▼HR（反射性），CO

不良反应：增加心肌氧需求，能导致CO下降，快速耐药，高血糖症。

表17-7　米力农

剂量/（μg·kg⁻¹·min⁻¹）	临床效应
负荷剂量：50 μg/kg	
维持量：0.2~1	▲CO（正性心肌收缩及松弛效应） ▼PVR，（SVR）

不良反应：心律失常，低血压（确保合适的容量负荷）。

肌丝钙增敏药

左西孟旦增加对钙的敏感性（表17-8）。

血管调节药

血管加压素（V_1：动脉；V_2：集合管兴奋药）（表17-9）。

表17-8　左西孟旦

剂量/（μg·kg⁻¹·min⁻¹）	临床效应
负荷剂量：6~12，经过10 min	
维持量：0.2	▲CO（正性收缩和松弛效应）

不良反应：心律失常，开始应用的几个小时内低血压。

表17–9　血管加压素

剂量/（IU·kg^{-1}·h^{-1}）	V_1及V_2	临床效应
0.01~0.06	+++	▲SVR

不良反应：增加心肌氧需，降低内脏灌注。

参考文献

[1] Hoffman TM, Wernovsky G, Atz AM, et al. Prophylactic intravenous use of milrinone after cardiac operation in pediatrics (PRIMACORP) study. Prophylactic intravenous use of milrinone after cardiac operation in pediatrics. Am Heart J, 2002, 143: 15-21.

[2] Follath F, Cleland JG, Just H, et al. Efficacy and safety of intravenous levosimendan compared with dobutamine in severe low-output heart failure (the LIDO study): a randomised double-blind trial. Lancet, 2002, 360: 196-202.

[3] Parissis JT, Rafouli-Stergiou P, Stasinos V, et al. Inotropes in cardiac patients: update 2011. Curr Opin Crit Care, 2010, 16: 432-441.

[4] Salmenperä M, Eriksson H. Levosimendan in perioperative and critical care patients. Curr Opin Anaesthesiol, 2009, 22: 496-501.

[5] Severin PN, Awad S, Shields B, et al. The pediatric cardiology pharmacopeia: 2013 update. Pediatr Cardiol, 2013, 34: 1-29.

[6] Namachivayam P, Crossland DS, Butt WW, et al. Early experience with Levosimendan in children with ventricular dysfunction. Pediatr Crit Care Med, 2006, 7: 445-448.

[7] Russell JA, Walley KR, Singer J, et al. Vasopressin versus norepinephrine infusion in patients with septic shock. N Engl J Med, 2008, 358: 877-887.

第十八章　正性心肌药及血管扩张药

血管扩张药：减少心脏工作的阻力（减少体循环和肺循环后负荷），从而减少心脏做功，减少心肌氧耗。血管扩张药常见的适应证：体循环血管扩张（LV后负荷下降），肺循环血管扩张（RV后负荷下降）；体循环高血压；改善冠脉血流。注意：婴幼儿对低心排出量的反应是通过增强后负荷来维持BP。血管扩张药的使用导致血管容量的增加，可能需要补充血容量。对于那些有血流梗阻或每搏输出量固定的病变应该不用或慎用。

具体的药物见表18-1~表18-9。

表18-1　硝普钠（SNP）通过释放内源性NO扩张血管

剂量/（$\mu g \cdot kg^{-1} \cdot min^{-1}$）	临床效应
0.2~6	直接松弛平滑肌细胞；血管扩张动脉>静脉

不良反应：严重低血压（慢慢滴定），加重V/Q不匹配，氰化物及硫氰酸盐中毒，高铁血红蛋白血症，快速耐药。

表18-2　硝酸甘油（GTN）通过释放内源性NO扩张血管

剂量/（$\mu g \cdot kg^{-1} \cdot min^{-1}$）	临床效应
1~10	直接松弛平滑肌细胞；血管扩张静脉>动脉；改善冠脉灌注

不良反应：严重低血压（慢慢滴定）。

表18-3 苯氧苯扎明通过不可逆的α受体阻滞药扩张血管

剂量/（$\mu g \cdot kg^{-1} \cdot min^{-1}$）	临床效应
负荷量：1 mg/kg 给药超过1 h Tid或Bid：0.5 mg/kg	血管扩张

不良反应：严重低血压。

表18-4 肼屈嗪通过降低细胞内Ca^{2+}直接扩张血管

剂量/（$\mu g \cdot kg^{-1} \cdot min^{-1}$）	临床效应
10~50	血管扩张

不良反应：反应性心动过速。

表18-5 前列环素PGI2（又名依前列醇）通过增加NO扩张肺血管

剂量/（$ng \cdot kg^{-1} \cdot min^{-1}$）	临床效应
2~20	肺血管扩张，治疗肺动脉高压（PHT）

不良反应：体循环低血压，由于抑制血小板聚集出血倾向。

表18-6 前列腺素E1（PGE1，又名前列地尔）通过释放内源性NO扩张肺血管

剂量/（$ng \cdot kg^{-1} \cdot min^{-1}$）	临床效应
5~100	肺血管扩张，维持PDA开放

不良反应：体循环低压，发热，通气不足及窒息，抗血小板功能。

表18-7 可乐定通过突触前α_2肾上腺能作用扩张血管

剂量/（$\mu g \cdot kg^{-1} \cdot h^{-1}$）	临床效应
0.5~2	血管扩张，镇静，镇痛

不良反应：体循环低压，卟啉症患者避免用，可能使CO下降。

表18-8　右美托咪啶通过突触前α_2肾上腺能作用扩张血管

剂量/（$\mu g \cdot kg^{-1} \cdot h^{-1}$）	临床效应
0.2~1	血管扩张，心动过缓（可以应用在临床上），镇静，镇痛

不良反应：体循环低压，CO下降，LCOS时避免应用。

表18-9　卡托普利（ACEI）通过抑制血管紧张素转换酶扩张血管

剂量/（mg/kg）	临床效应
试验剂量：0.3	血管扩张；改善CO
Tid或Qid，以0.1 mg/kg逐步增加剂量直至达到临床效果	

不良反应：体循环低压，肾功能损害。

此外，可以起到扩张血管作用的还有（1）吸入一氧化氮NO（具体见第三十章**NO**和第三十四章**肺动脉高压**）。

（2）西地那非（具体见第三十章**NO**和第三十四章**肺动脉高压**）。

第三部分

PICU

第十九章　心律失常

- 术后心律失常的发生率：15%~48%。
- 风险：年龄小，体重轻，CPB时间长，复杂手术，存在残余畸形。
- 术后心律失常的发生率可高达50%。
- 血流动力学削弱>50%。
- >50%的患者需要进一步治疗。
- 常见的依次是窦性心率过缓合并/不合并交界性逸搏>早搏>室上性心动过速>AV阻滞>交界性异位性心动过速（JET）。
- 机制：折返，开/关、可诱发、可超速、可复律；自主/异位，复温、不可诱发、不可超速、不可复律。
- 预防和非特异治疗：严格地维持正常体温，避免应用诱发药物，避免容量超负荷，避免酸中毒，Mg^{2+}>1.0 mmol/L，Ca^{2+}>1.0 mmol/L，K^{+}4.5~5 mmol/L。

心动过缓

窦性心动过缓

迷走神经张力增加，颅内压（ICP）上升，药物（地高辛、β受体阻滞药、胺碘酮、右美托咪啶……），呼吸

（低氧），代谢（低血糖、高钙/低钙血症、低镁血症），术后（Fontan循环，Mustard/Senning）。纠正病因，阿托品0.02 mg/kg，异丙肾上腺素0.1~2 μg/（kg·min）静脉滴注，起搏：AAI，DDD，DDI（具体见第三十二章**起搏**）。

AV阻滞

先天性的，迷走神经张力增加，药物，呼吸，代谢，术后（VSD，AVSD，ccTGA，TGA，Fontan循环）。纠正病因，起搏：AAI，DDD，DDI（具体见第三十二章**起搏**）。

心动过速

- 窦性心动过速：中枢的（疼痛、清醒、发热、抽搐），心血管（低血容量），LCOS（具体见第二十九章**低心输出量综合征**），PHT（具体见第三十四章**肺动脉高压**），呼吸（低氧、高碳酸血症），心功能衰竭。纠正根本病因，镇静，补充容量，综合性防治。
- 房内折返性心动过速（IART≈不典型的心房扑动）：外科术后（Fontan循环，Mustard/Senning，ccTGA，TOF，Ebstein's畸形，VSD，ASD，TGA）。诊断：腺苷（100 μg/kg静脉推注，增加到300 μg/kg静推），治疗：超速起搏（具体见第三十二章**起搏**），复律（1 J/kg）；胺碘酮负荷剂量25 μg/（kg·h）维持4 h，接着以5~15 μg/（kg·min）静脉泵入维持以控制心率，或者地高辛（婴幼儿20 μg/kg iv，儿童30~40 μg/kg后加上iv，AV反复性心动过速）。
- AV折返性心动过速[如果ECG有预激现象则是预激综合症（WPW）]。治疗：腺苷（100 μg/kg iv，增加至300 μg/kg iv）。考虑应用超速起搏。考虑1 J/kg复律。如果反复出现或持续状态，会影响到心功能，考虑使用β受体阻滞药或地高辛或胺碘酮。

• 心房异位心动过速（AET≈混乱的房性心动过速）：从药理学上很难控制β受体，可以让艾司洛尔剂量增加到500 μg/kg iv，继而100~1 000 μg/（kg·min）维持或普萘洛尔（10~100 μg/kg慢慢静脉推注），地高辛，普鲁卡因胺，氟卡尼[3~6 mg（kg·d）]，索他洛尔[2~6 mg（kg·d）]，胺碘酮，超速起搏，导管消融术。如果影响到心输出量则考虑镇静。

• 心房颤动：预激综合征，外科手术后[ASD，Fontan循环，主动脉瓣狭窄（AS）]。胺碘酮，超速起搏，复律（1 J/kg）。如果心房颤动持续>48 h应考虑抗凝。

• 交界性异位心动过速（JET）：心率为180~250 min^{-1}：先天性的，外科术后（ASD，VSD，AVSD，TOF，Fontan循环）。如果可能的话下调肾上腺素药物，纠正电解质（Mg^{2+}和K^+），镇静和麻痹，纠正酸中毒/碱血症，纠正低血容量，纠正低氧/低或高碳酸血症，超速起搏，药理学控制：胺碘酮，体表降温至35 ℃来减慢心率（允许AV顺序起搏）。

• 心室期前收缩（PVC）：<1/min可以接受，否则治疗根本原因。如果临床有指征则使用β受体阻滞药。

• 室性心动过速：呼吸，代谢（先天性代谢异常），药物（Ⅰ类，Ⅲ类，地高辛中毒），结构异常（心肌炎），外科术后，特发性。循环不稳定的患者：立即复律（1 J/kg→4 J/kg）和CPR，纠正根本原因，胺碘酮（负荷剂量：5 mg/kg，20 min静脉推注完）或者普鲁卡因胺（10 mg/kg，静脉推注30 min），导管消融术，ICD。

• 扭转性室性心动过速（多源性VT）：三环类抗抑郁

剂（TCA）中毒，长QT综合征，电解质紊乱，导致VT的原因。治疗：$MgSO_4$（0.2 mmol/kg），考虑β受体阻滞药或如果反复发作则起搏。

- 心室颤动：立即除颤及CPR复苏。

参考文献

[1] Critical Heart Disease in Infants and Children; 2nd ed, Nichols et al: Arrhythmia.

[2] O'Connor M, McDaniel N, Brady WJ. The pediatric electrocardiogram part II: Dysrhythmias. Am J Emerg Med, 2008, 26: 348-358.

[3] Skippen PW, Sanatani S, Gow RM, et al. Diagnosis of postoperative arrhythmias following paediatric cardiac surgery. Anaesth Intensive Care, 2009, 37: 705-719.

[4] Snyder CS. Postoperative ventricular tachycardia in patients with congenital heart disease: diagnosis and management. Nat Clin Pract Cardiovasc Med, 2008, 5: 469-476.

[5] Roos-Hesselink JW, Karamermer Y. Significance of postoperative arrhythmias in congenital heart disease. Pacing Clin Electrophysiol, 2008, 31: S2-S6.

[6] Walsh EP. Interventional electrophysiology in patients with congenital heart disease. Circulation, 2007, 115: 3224-3234.

[7] Walsh EP, Cecchin F. Arrhythmias in adult patients with congenital heart disease. Circulation, 2007, 115: 534-545.

[8] Haas NA, Plumpton K, Justo R, et al. Postoperative junctional ectopic tachycardia (JET). Z Kardiol, 2004, 93: 371-380.

[9] Chang PM, Silka MJ, Moromisato DY, et al. Amiodarone versus procainamide for the acute treatment of recurrent supraventricular tachycardia in pediatric patients. Circ Arrhythm Electrophysiol, 2010, 3: 134-140.

[10] Manole MD, Saladino RA. Emergency department management of the pediatric patient with supraventricular tachycardia. Pediatr Emerg Care, 2007, 23: 176-185.

第二十章　液体

阴离子间隙=Na^++K^+-（Cl^-+HCO_3^-）。正常值为8~12 mEq/L。

全身水量（TBW）=细胞内液体（ICF）+细胞外液（ECF）[成人：体重×600 mL（女性：体重×500 mL），婴幼儿体重×650 mL，新生儿体重×700 mL]。

ECF=血管内液体（血管内血浆和淋巴液）+组织液（细胞间的）。

等渗压=2×Na^++K^++糖（mmol/L）+尿素（mmol/L）。

渗透压间隙=测定的血浆渗透压-计算的渗透压。

Na^+亏损=（目标Na^+-目前Na^+）×TBW/1000。

Cl^-亏损=（目标Cl^--目前Cl^-）×0.2×体重。

水亏损=4 mL×体重×（目标Na^+-目前Na^+）。

高渗或低渗渗透压最大的变化：1 mosmol/（L·h），**预防脑桥中央髓鞘溶解症！**

随着年龄变化的体液及血容量

成人体内60%的是水分（20%为细胞外液，40%为细胞内液），血容量为70 mL/kg。足月新生儿身体内75%为水分（40%为细胞外液，35%为细胞内液），足月新生儿通常在出生第1周丢失5%~10%的体重，丢失的几乎全是水分。血容量80 mL/kg。早产儿有更多水分（在妊娠23周，身体90%为水，60%细胞外液，30%细胞内液），在出生后第1周丢失10%~15%的重量。早产小样儿可能拥有更高比例的体液（在25~30周胎龄时，与适于胎龄儿含有84%的体液相比，低于胎龄婴幼儿为90%）。具体维持量见表20-1~表20-2。

表20-1 出生后>2天的患儿的液体维持量

指标	体重/kg		
	≤10	≥11及<20	≥21
液体维持量	4 mL/（kg·h）	40 mL/h+2 mL/（kg·h）	60 mL/h+1 mL/（kg·h）

正常维持液：NaCl 0.9%或者NaCl 0.9%配置在5%葡萄糖中或者NaCl 0.9%配置在2.5%葡萄糖或者乳酸林格氏液或者哈特曼溶液。

表20-2 出生后≤3 d的新生儿的液体及K^+、Na^+维持量

指标	第1天	第2天	第3天
液体维持量	2 mL/（kg·h）	3 mL/（kg·h）	4 mL/（kg·h）
Na^+需求	1~3 mmol/（kg·d）	3~5 mmol/（kg·d）	2~4 mmol/（kg·d）
K^+需求	1~2 mmol/（kg·d）	2~3 mmol/（kg·d）	1~2 mmol/（kg·d）

参考文献

[1] Holliday MA, Segar WE. The maintenance need for water in parenteral fluid therapy. Pediatrics, 1957, 19: 823-832.

[2] Friedman AL. Pediatric hydration therapy: historical review and a new approach. Kidney Int, 2005, 67: 380-388.

[3] Moritz ML, Ayus JC. Preventing neurological complications from dysnatremias in children. Pediatr Nephrol, 2005, 20: 1687-1700.

[4] Neville KA, Verge CF, Rosenberg AR, et al. Isotonic is better than hypotonic saline for intravenous rehydration of children with gastroenteritis: a prospective randomised study. Arch Dis Child, 2006, 91: 226-232.

[5] Maitland K, Kiguli S, Opoka RO, et al. Mortality after fluid bolus in African children with severe infection. N Engl J Med, 2011, 364: 2483-2495.

第二十一章　维持液

不同体重的患儿在不同状态下维持液的需求不同，详见表21-1~表21-3。

表21-1　体重≤10 kg患儿维持液的需求

状态	维持量/（mL·h^{-1}）				
	体重/kg：3	5	7	9	10
活跃的	12	20	28	36	40
发热	每升高1 ℃加10%				
低温	每降低1 ℃减去12%				
心脏术后第1天（30%）	4	6	9	12	13
心脏术后第2天（50%）	6	10	14	18	20
烧伤	每1%烧伤增加4%（第1天） 每1%烧伤增加2%（第2天）				

表21-2　体重≥11 kg及<20 kg患儿的维持液的需求

状态	维持量/（mL·h⁻¹）				
	体重/kg：11	13	15	17	20
活跃的	42	46	50	54	60
发热	每升高1 ℃加10%				
低温	每降低1 ℃减去12%				
心脏术后第1天（30%）	14	15	17	18	20
心脏术后第2天（50%）	21	23	25	27	30
烧伤	每1%烧伤增加4%（第1天） 每1%烧伤增加2%（第2天）				

表21-3　体重≥21 kg患儿维持液的需求

状态	维持量/（mL·h⁻¹）				
	体重/kg：21	30	40	50	60
活跃的	61	70	80	90	100
发热	每升高1 ℃加10%				
低温	每降低1 ℃减去12%				
心脏术后第1天（30%）	20	23	27	30	33
心脏术后第2天（50%）	30	35	40	45	50
烧伤	每1%烧伤增加4%（第1天） 每1%烧伤增加2%（第2天）				

第二十二章　营养

• PICU患儿的营养支持是预防缺陷及维持正氮平衡的重要因素。

• 过度喂养会带来负面作用。

• 没有明显的证据来支持肠内营养（EN）优于肠外营养（TPN）。

• 如果肠道能正常工作，使用它！

• 总是慢慢地输注脂肪乳！

• 当存在低CO时，谨慎地给予肠内喂养！

具体见表22-1~表22-4。

表22-1　健康孩子的能量需求

早产儿	110~120 kcal/（kg·d）
0~<1岁	90~100 kcal/（kg·d）
1~<7岁	75~90 kcal/（kg·d）
7~<12岁	60~75 kcal/（kg·d）
12~18岁	30~60 kcal/（kg·d）

表22-2　健康新生儿营养需求

天数	糖/（$g\cdot kg^{-1}\cdot d^{-1}$）	蛋白/（$g\cdot kg^{-1}\cdot d^{-1}$）	脂肪/（$g\cdot kg^{-1}\cdot d^{-1}$）
1	4~8	1~3	1
2	4~8	1~3	2
3	5~10	1~3	3
4	5~12	2~3	3
5	6~15	2.5~3	3
6	7~16	2.5~3	3

表22-3　健康孩子的营养需求

年龄	糖/（$g\cdot kg^{-1}\cdot d^{-1}$）	蛋白/（$g\cdot kg^{-1}\cdot d^{-1}$）	脂肪/（$g\cdot kg^{-1}\cdot d^{-1}$）
<1个月	7~16	2.7	1~3
1个月~<6个月	7~16	1.5	1~3
6个月~<1岁	7~16	1~1.5	1~3
<7岁	5~15	0.9	1~2
<12岁	5~15	0.9	1~2
>12岁	5~10	0.9	1~2

1 kcal（千卡）=1 Calorie（大卡）=1 000 cal（卡路里）=4 184 J（焦耳）。

1 g糖=3.8 kcal（1 g水解糖=3.2 kcal！）。

1 g蛋白=4 kcal。

1 g脂肪=9 kcal。

表22-4 母乳/配方奶的营养

种类	能量/（$kcal \cdot mL^{-1}$）	蛋白/（$g \cdot 100\ mL^{-1}$）	脂肪/（$g \cdot 100\ mL^{-1}$）	碳水化合物/（$g \cdot 100\ mL^{-1}$）
0~12个月或<8 kg婴儿的喂养				
母乳/挤出的母乳	0.69	1.0	4.3	7.2
母乳+2蓝勺可瑞康（新西兰奶粉）	0.83	1.3	4.9	8.8
可瑞康金装系列	0.83	1.7	4.4	9.1
纽太特金装FS（部分水解）	0.67	1.8	3.6	6.9
纽太特金装深度水解（1¼浓度）	0.84	2.25	4.5	8.6
婴儿氨基酸营养粉（广泛水解）	0.70	1.9	3.4	7.9
婴儿氨基酸营养粉（1¼浓度）	0.87	2.4	4.2	9.9
低脂配方奶（中链脂肪酸MCT为基础的喂养-乳糜胸）	0.75	2.0	2.1	12.0
低脂配方奶（1¼浓度）	0.93	2.5	2.6	15
Kindergen FS（肾）	1.0	1.5	5.3	11.8
Kindergen（1¼浓度）	1.25	1.9	6.6	14.8

续表22-4

种类	能量/（$kcal \cdot mL^{-1}$）	蛋白/（$g \cdot 100\ mL^{-1}$）	脂肪/（$g \cdot 100\ mL^{-1}$）	碳水化合物/（$g \cdot 100\ mL^{-1}$）
1~6岁婴幼儿配方				
*Nutrini多纤维（每100 mL含8 g纤维）	1.0	2.8	4.4	12.3
Nutrini	1.0	2.8	4.4	12.3
Nutrini能量型	1.5	4.1	6.7	18.5
>12岁及成人配方				
* Nutrison多纤维（1.5 g/100 mL）	1.0	4.0	3.9	12.3
Nutrison标准型	1.0	4.0	3.9	12.3
Nutrison 能量多	1.5	6.0	5.8	18.5
Nutrison能量多纤维（1.5 g/100 mL）	1.5	6.0	5.8	18.5
添加剂（每100 mL）–每g或每mL				
Duocal 1×蓝勺（1.2 g）	5.9	0	0.27	0.87
Polyjoule 1×蓝勺（1.2 g）	4.6	0	0	1.1
Protifar 1×蓝勺（0.85 g）	3.1	0.75	0.014	0.013
中链脂肪酸油/mL	8.4	–	0.95	–
可瑞康金装1×蓝勺	6.9	0.15	0.37	0.72

参考文献

[1] van der Kuip M, Oosterveld MJ, van Bokhorst-de van der Schueren MA, et al. Nutritional support in 111 pediatric intensive care units: a European survey. Intensive Care Med, 2004, 30: 1807-1813.

[2] Joffe A, Anton N, Lequier L, et al. Nutritional support for critically ill children. Cochrane Database Syst Rev, 2009, 2: CD005144.

[3] Fusch C, Bauer K, Böhles HJ, et al. Neonatology/Paediatrics - Guidelines on Parenteral Nutrition, Chapter 13. Ger Med Sci, 2009, 7: Doc15.

[4] Mehta NM, Compher C; A.S.P.E.N. Board of Directors. A.S.P.E.N. Clinical Guidelines: nutrition support of the critically ill child. JPEN J Parenter Enteral Nutr, 2009, 33: 260-276.

[5] Jaksic T, Hull MA, Modi BP, et al. A.S.P.E.N. Clinical guidelines: nutrition support of neonates supported with extracorporeal membrane oxygenation. JPEN J Parenter Enteral Nutr, 2010, 34: 247-253.

第二十三章　营养/喂养指南

1. 决定肠内营养或肠外营养

肠内营养的绝对禁忌证

- 血管活性药/正性肌力药用量逐渐增加。
- 血流动力学不稳定，需要持续进行容量复苏。
- 怀疑或确诊坏死性小肠结肠炎（NEC）。
- 机械性肠梗阻。
- 显著的胃肠道（GI）出血。
- 肠缺血。
- 复杂的GI手术（与外科医生讨论）。
- 中心降温。

肠内营养相对禁忌证

- 心跳骤停24 h以内。
- 导管依赖的病变。

2. 患者能经口喂养吗?

可以→鼓励按需肠内喂养。

不可以→继续第3步。

3. 患者能经肠内喂养吗?

不能→考虑肠外营养→转到第10步。

可以→继续第4步。

4. 有任何误吸的风险吗?

- 以前有误吸史。
- 肠动力改变。
- 胃排空延迟。
- 目击返流/误吸。
- 明显的胃食管返流。
- 意识状态改变伴有呕吐反射减弱。
- 持续的呕吐（或一天呕吐多次）。

没有→考虑开始持续鼻胃管（NG）喂养。

有→考虑开始持续的鼻空肠（NJ）喂养。

5. 患者准备好了可以实施进一步全肠内营养吗?

不能→考虑营养性喂养：0.5 mL/（kg·h）（最大速度为20 mL/h）。每日查房时讨论进一步喂养的合适性，如果5 d后仍不能增强喂养，考虑开始肠外营养（PN）。

能→开始以1 mL/（kg·h）或者25 mL/h（最大速度）喂养。如果患者有营养不良，禁食>1周或担心肠道灌注不足，应该考虑从0.5 mL/（kg·h）开时喂养以免发生再喂养综合征。

6. 4 h后监测胃残余量及评估喂养不耐受的体征

肠内营养不耐受的症状和体征

- 呕吐：24 h以内2次或2次以上。

- 腹部不舒服。
- 腹胀：24 h以内腹围2次测量连续增长。
- 腹泻：24 h以内3次或3次以上的稀便。

注意：肠鸣音的缺失并不能说明喂养不耐受。

7. 患者存在任何肠内喂养不耐受或者胃残余量>5 mL/kg吗？

没有→以每4 h额外增量1 mL/（kg·h）（最大速度为25 mL/h）进一步喂养。如果因喂养不耐受而停止→以能耐受的量重新开始→继续第7步直到达到全量的肠内营养。

有→停止喂养4 h，然后重新评估。

8. 患者在喂养第2天能达到肠内营养的目标吗？

不能→考虑：

- 促胃肠动力的药物（胃复安或红霉素）。
- 幽门后喂养（如果采用的是经胃喂养）。
- 有指征可考虑PN。

能→进入到第9步。

9. 肠内营养的维持

达到容量目标

- 每日查房评估能量和蛋白是否足量。
- 如果需要，可考虑增加配方的密度。
- 继续监测不耐受的体征：常规测量胃残余量（GRV）并无指征，除非出现了其他不耐受的体征和症状。
- 每周至少监测一次体重。
- 间接能量测量法监测静息能量消耗。
- 避免对EN进行不必要的中断和中断延长。

• 监测过度喂养的体征（体重过度增长，新出现的呼吸机依赖，高血糖及高甘油三酯血症）。

• 监测血糖。

中断喂养

• 总是以满足一天的能量需求为目标，在中断喂养后可能需要增加喂养速度来确保每天有充足的喂养容量。

• 以中断前的相同速度重新开始喂养。

10. 肠外营养（表23-1~表23-2）

PN适应证

• 存在以下情况下，而且不能实施肠内营养。

禁食>2 d，新生儿。

禁食>3 d，婴幼儿。

禁食>5 d，儿童。

• 由于胃肠道的功能极差，体重丢失>10%。

• 预计至少需要3~5天的PN支持。

PN治疗的并发症

• 高/低糖血症。

• 电解质和酸碱紊乱。

• 液体不平衡。

• 高甘油三酯血症。

• 再喂养综合征。

• 导管相关并发症。

• 肝脏疾病。

表23-1 健康新生儿的喂养

天数	糖/（$g\cdot kg^{-1}\cdot d^{-1}$）	蛋白/（$g\cdot kg^{-1}\cdot d^{-1}$）	脂肪/（$g\cdot kg^{-1}\cdot d^{-1}$）
1	4~8	1（-3）	1
2	4~8	1（-3）	2
3	5~10	1（-3）	3
4	5~12	2（-3）	3
5	6~15	2.5（-3）	3
6	7~16	2.5（-3）	3

表23-2 健康孩子的喂养

年龄	糖/（$g\cdot kg^{-1}\cdot d^{-1}$）	蛋白/（$g\cdot kg^{-1}\cdot d^{-1}$）	脂肪/（$g\cdot kg^{-1}\cdot d^{-1}$）
<1月	7~16	2.7	1~3
1~<6月	7~16	1.5	1~3
6月~<1岁	7~16	1~1.5	1~3
1~<7岁	5~15	0.9	1~2
7~<12岁	5~15	0.9	1~2
>12岁	5~10	0.9	1~2

监测

- 基础项目：尿素氮及肌酐（U&E），Ca^{2+}，Mg^{2+}，PO_4，全血血糖（BSL），甘油三酯（TG），静脉血糖（VBG），LFT，空腹血糖（FBC）。
- 每日必查项目：U&E，Ca^{2+}，Mg^{2+}，PO_4，BSL，TG。
- 继续——每周监测：U&E，Ca^{2+}，Mg^{2+}，PO_4，BSL，TG，VBG，LFT及尿液中的Na^+、K^+和Cl^-浓度。

11. 再喂养综合征

- 高风险患者：长时间禁食/极少量摄入（持续时间>7 d），营养不良，最近体重丢失>10%基础体重，患者出现K^+，PO_4，Mg^{2+}的浓度降低。
- 表现为低磷血症、低镁血症及低钾血症。
- 观察患者是否存在心律失常及虚弱的程度。
- 监测血液项目：了解基础水平，然后每6 h监测K^+、PO_4、Mg^{2+}浓度，持续24~48 h。之后改为每12 h一次直至稳定。如果有需要可以更改监测频率。
- 请营养师会诊。

第二十四章　血液制品

泵血

泵血是体外循环结束时体外管道里的余血。它是由患者自身血、其他液体及用来预充管道的库血混合而成的。

没有滤过的泵血压积低，包含大量的肝素和炎性细胞因子。体外循环过程中持续超滤（CUF）或体外循环后改良超滤（MUF）的使用浓缩了泵血和去除了部分肝素和炎性细胞因子。如果输入泵血，需要额外给予肝素拮抗药。如果存在出血量大或Hb偏低的情况，不应该再输入泵血。

鱼精蛋白用来拮抗泵血中的肝素。剂量是每25 mL泵血使用1 mg鱼精蛋白。输入10 mL/kg泵血后复查ACT。注意：快速输注鱼精蛋白可能导致肺高压。

浓缩红细胞（PRBC）

每单位浓缩细胞包含约300 mL的容量，压积为0.5~0.7（Na^{+}~20 mmol/L，K^{+}高达20 mmol/L，尤其是被照射过的库血）。

警示：新生儿尽可能地输入新鲜血，而且要尽可能慢，使高钾血症及枸橼酸盐中毒（低钙血症）等不良作用的发生率降到最低。

PRBC用来治疗贫血及活动性出血的处理时，必须与受血者的ABO和Rh类别及临床上明显的红细胞抗体相容。每输入4 mL/kg血可增加Hb约1 g/dL。在快速输液状态时，红细胞和胶体溶液（如血浆）交替输注。

PRBC储存在指定的储血冰箱里（2 ℃~6 ℃）。从冰箱里取出后4 h内输完，记住要使用白细胞过滤器。

如果怀疑免疫缺陷（如Di George综合征）或经历心脏手术的新生儿，必须使用辐照过的血制品。

血小板

心肺体外循环经常导致血小板减少症（稀释性）和更严重的血小板功能减退（较早发生）。过多出血时应该考虑输入血小板，不管血小板的绝对计数是多少。输入的血小板有储存功能缺陷，只能维持2~4 d。

不能把输血小板当作常规的容量补充。ABO血型应该相容，这样可预防由捐血者的抗A和抗B引起的溶血。女性婴幼儿及儿童（<45岁的女性）应该接受RhD阴性的血小板。剂量是10 mL/kg。输注后复查血小板计数和/或TEG。

新鲜冰冻血浆

血浆是从捐献的全血中分离出来的，包含正常水平的稳定的凝血因子、白蛋白及免疫球蛋白。因子Ⅷ的水平约是正常的70%，而血浆蛋白（免疫球蛋白和凝血因子）被轻度稀释。ABO血型应该相容，这样可预防由捐血者的抗A和抗B引起的溶血。

新鲜冰冻血浆常常应用于大量输血后微血管出血或者心肺体外循环、华法林作用的急症逆转（作为维生素K的补充）、肝功能衰竭和凝血功能障碍疾病（因子缺陷或DIC）引起的出血。

凝血因子可以通过腹腔、胸腔积液的大量丢失而丢失。如果只是单独补充0.9%NaCl，可以导致稀释性凝血病。

以10~20 mL/kg的剂量静滴。由于快速输入能通过枸橼酸的钙螯合作用（如果担心，检查患者血钙水平）等多种机制导致心血管崩溃，因此理想的血浆输注速度要慢是<40 mL/（kg·h）。类似于其他成分输血，输血浆有传染疾病风险。输血浆不能作为容量扩张的常规治疗手段。

冷沉淀

冷沉淀部分来源于血浆，包含Ⅷ因子、纤维蛋白原、血管性血友病因子及XⅢ因子。

冷沉淀用于与临床出血、DIC、创伤或有创操作过程相关的明显的纤维蛋白原缺乏，及血友病和von willebrand病（血管性血友）病。常以5 mL/kg的剂量静脉点滴用。一袋通常是20~30 mL。传染疾病的风险类似于其他成分输血（表24-1）。

表24-1　人血白蛋白溶液

种类	蛋白/（$g \cdot L^{-1}$）	Na/（$mmol \cdot L^{-1}$）	症状	剂型	容量
4%白蛋白	40	140	容量扩张	50、250、500 mL/瓶	5~10 mL/kg（给予整瓶数的容量）
20%白蛋白	200	48~100	低蛋白血症	10、100mL/瓶	5 mL/kg（给予整瓶数的容量）

20%白蛋白是高胶体渗透压的，在理想状况下（如毛细血管通透性正常）应该以本身容量的5倍扩张循环容量。

参考文献

[1] Perel P, Roberts I, Ker K. Colloids versus crystalloids for fluid resuscitation in critically ill patients. Cochrane Database Syst Rev, 2013, 2: CD000567.

[2] SAFE Study Investigators, Finfer S, Bellomo R, et al. Effect of baseline serum albumin concentration on outcome of resuscitation with albumin or saline in patients in intensive care units: analysis of data from the saline versus albumin fluid evaluation (SAFE) study. BMJ, 2006, 333: 1044.

[3] Jatana V, Gillis J, Webster BH, et al. Deletion 22q11.2 syndrome--implications for the intensive care physician. Pediatr Crit Care Med, 2007, 8: 459-463.

[4] Istaphanous GK, Wheeler DS, Lisco SJ, et al. Red blood cell transfusion in critically ill children: a narrative review. Pediatr Crit Care Med, 2011, 12: 174-183.

第二十五章　抗凝及溶栓

普通肝素（UFH）

适应证

输注低剂量肝素可以用来维护中心静脉管道、动脉管道和预防及治疗深静脉血栓。这些适应证可能需要根据患者的情况和需要具体考虑。

给药方法

肝素可以通过静脉和皮下途径给药。普通肝素仅适用于静脉途径。肝素可与5%葡萄糖、0.9% NaCl及0.45% NaCl相容。

- 获得患者的体重，以及全血细胞计数，APTT，INR的基线值。
- 体重低于5 kg婴幼儿的中心静脉导管的维护肝素起始剂量为10 U/（kg·h）。
- 分流术后没有明显术后出血的任何患者的起始剂量是10 U/（kg·h），以预防血栓。
- 抗血栓治疗的剂量见“静脉用普通肝素标准化治疗方案”。

- 根据个体化需要对APTT进行监测。一般推荐24 h监测一次APTT，一些稳定的患者可能仅需要2~3 d监测1次。
- 一周必须2次获得全血细胞计数（FBC）来监测肝素诱导的血小板减少症（考虑使用HIT ELISA筛选法）。
- 因为其他原因需要做凝血功能检查时，不应该从含肝素的管道内采血。

不良反应

低剂量肝素引起出血不常见，但可以发生。如果出血，应停止输注肝素。查FBC、凝血功能及TEG。考虑请血液科会诊。拮抗药：鱼精蛋白。

注意事项：对于肾功能衰竭患者，低剂量肝素的输注可能导致治疗性抗凝（表25-1）。

负荷剂量给完后的4 h（不要提前）从静脉抽取血样检测APTT。调节肝素输注速度来维持APTT 60~85 s或者维持在该患者的理想范围（表25-2）。

治疗监测

肝素通常通过检测APTT的值来监测。然而，在特定的临床情况下，这种方法可能不够精确。另一种选择是检验抗Xa。

表25-1　标准化治疗性静脉用普通肝素的方案

剂量	年龄		
	<1岁	>1岁	成人
负荷剂量	75 U/kg	75 U/kg	5 000 U
维持剂量	25 U/（kg·h）	20 U/（kg·h）	1 500 U/h

表25-2 静脉用普通肝素剂量的调整方案

APTT/s	静推剂量/（U·kg^{-1}）	停用/min	变速调整/（U·h^{-1}）	复查APTT
<50	50	0	+20%	4 h
50~59	0	0	+10%	4 h
60~85	0	0	没有变化	24 h
86~95	0	0	−10%	4 h
96~120	0	30	−10%	4 h
>120	0	60	−15%	4 h

肝素拮抗药

如果因为临床原因需要停用肝素抗凝时，终止肝素输注通常就足够了。如果需要取得即时效果，可考虑给予硫酸鱼精蛋白。鱼精蛋白在开处方及给药时需要高度小心。在心脏外科及ICU以外的地方，必须征得主治医师或专科住院医师的同意才能使用鱼精蛋白，但对于出血病例来说，不要因为这些程序而导致延迟给药，应在第一时间联系上级医生作出决定。

硫酸盐鱼精蛋白中的正电荷可以中和肝素。静脉给药后，中和作用在5 min内发生。无论肝素的用量是多少，硫酸盐鱼精蛋白的最大剂量为50 mg（除了体外循环之后肝素的反转情况）。硫酸盐鱼精蛋白通常以10 mg/mL的浓度给药，给药速度不要超过5 mg/min。如果给药太快，硫酸盐鱼精蛋白可能引起心血管崩溃（严重肺高压）。已知对鱼有高度过敏反应的患者和接受过含精蛋白胰岛素或之前接受过鱼精蛋白治疗的患者可能存在对硫酸盐鱼精蛋白过敏的风险。

在给予硫酸盐鱼精蛋白之后5 min抽血查PT和APTT。鱼精蛋白的剂量取决于之前2 h接受肝素的剂量（表25-3）。

表25-3 与肝素应用相对应的鱼精蛋白剂量

离上次肝素应用的时间/min	每100 U肝素对应的鱼精蛋白的剂量/mg
<30	1
30~60	0.5~0.75
60~120	0.375~0.5
>120	0.25~0.375

低分子肝素（LMWH）

适应证

LMWH是用来预防或治疗深静脉血栓的。决定用LMWH而不是标准肝素（或华法林）决定于临床情况和患者个体因素，如出血的风险或是否有静脉通路。

下面提供的仅是一些指南，在个体化情况下可能需要改变。

给药方法

- 获得患者体重和FBC，APTT，PT的基础水平。
- 按如下剂量，经由皮下途径给药，经由insuflon皮下导管或者不同的位置轮流皮下注射。
- 治疗开始的时间（尤其栓塞后）应该是个体化的。
- 基于治疗适应证，治疗的持续时间取决于个体化基础（表25-4~表25-5）。

不良反应

与LMWH治疗有关的主要不良事件是出血。患者一旦出现明显出血，停止继续给药，请血液科急会诊。HIT

表25-4　LMWH（小儿：依诺肝素/成人：达特肝素）的应用（100 U=1 mg）

年龄	治疗	预防
<2个月	1.5 mg/（kg·次），Bid	0.75 mg/（kg·次），Bid
2个月~18岁	1 mg/（kg·次），Bid	0.5 mg/（kg·次），Bid
成人	100 U/（kg·次），Bid	2 500~5 000 U，Qd

在LMWH治疗中很少见，但血小板计数快速下降则要考虑HIT。

注意事项

对于肾功能衰竭的患者，LMWH可以导致治疗性抗凝。建议在任何手术/椎管或硬脊膜外麻醉之前，停用2剂LMWH。这些手术及麻醉等的抗凝管理建议请血液科会诊。

肝素解毒药

如果LMWH抗凝因为临床原因必须停用，通常停用LMWH的给药就行。如果需要即时效应，考虑使用硫酸盐鱼精蛋白。鱼精蛋白在开处方及给药时是需要高度小心的。在心脏外科及ICU以外的地方使用时，必须征得主治医师或专科医师的同意后才能使用鱼精蛋白，但对于出血病例，不要因为这些程序而导致延迟给药。应立即联系合适的上级医生快速作出决定。

硫酸盐鱼精蛋白的正电荷可以中和肝素。如果在应用LMWH 8 h以内给予鱼精蛋白，最大的中和剂量是：鱼精蛋白/最后一次给予的LMWH的剂量=1 mg/1 mg（或100 U）。如果离最后一次给予LMWH不止8 h，鱼精蛋白与LMWH之比

表25-5 LMWH治疗剂量调整方案

抗Xa水平/（$U \cdot mL^{-1}$）	至下一个剂量的停时间	改变剂量	复查抗Xa水平
<0.35	No	+25%	更改剂量后4 h
0.35~0.49	No	+10%	更改剂量后4 h
0.5~1.0	No	没有变化	每周1次/ 给药后4 h
1.1~1.5	No	-20%	更改剂量后4 h
1.6~2.0	3 h	-30%	下一个剂量前的低谷水平，然后更改剂量后4 h
>2.0	直至抗Xa<5 U/mL	-40%	下一个剂量前的低谷水平，如果不低于0.5 U/mL，复查，Bid

是0.5 mg/1 mg（或100 U）。鱼精蛋白要缓慢静脉输注（超过10 min），避免低血压反应。

阿司匹林

阿司匹林是只能口服给药的药品。片剂有肠溶和非肠溶包衣，也有分散片。对于婴幼儿和小儿童，必须将阿司匹林片剂磨碎或者使用分散片，溶解在液体中给药。

适应证

阿司匹林通常使用于患有心脏疾病及动脉中风病史的患者。还有一种特定的适应证是怀孕期间使用阿司匹林。它更常用于已患有动脉血栓或有患动脉血栓风险的患者。没有数据支持使用阿司匹林可以治疗或预防静脉血栓。

管理和维护

- 阿司匹林仅在患者允许口服的时候开始使用。
- 以3~5 mg/（kg·d）的剂量开始，最大剂量为100 mg。
- 当有临床指征时继续阿司匹林治疗。推荐至少为期3个月的主要或次要的预防。
- Norwood术后或存在分流的患儿，需要一直预防血栓直至手术矫治。

不要求治疗监测！

注意事项

已有报道称，Reyes综合征与患有流感样疾病或水痘的患儿服用了阿司匹林有关。家长应该被告知阿司匹林治疗可能会诱发Reyes综合征。一旦出现高热和/或水痘或麻疹，必须停止使用阿司匹林，这点要跟家长解释清楚。这种情况下对乙酰氨基酚是允许使用的，但同时使用非甾体抗炎药和阿司匹林是不推荐的。

机制

不可逆的血小板失活。一旦服用了治疗量的阿司匹林，其抗血小板的效应会残留到整个血小板的寿命期间（7~10 d）。一般来说，择期手术的患者在术前应该停用阿司匹林7~10 d。围术期阿司匹林治疗可以增加围术期出血的风险。停用阿司匹林治疗的时机应由主治医生确定。

不良反应

服用阿司匹林治疗的患者出血及淤青的风险轻度增加。这通常没有明显的临床意义。如果患者在服用阿司匹林时同时出现明显的出血和淤青，快速咨询血液病专家是必要的。

氯吡格雷

氯吡格雷是由氨基吡啶衍生而来的，可通过活性代谢产物产生抗血小板效应，其活性代谢物不可逆转地抑制血小板嘌呤2受体亚型（P2Y12受体）。

适应证

氯吡格雷广泛应用于成人心脏及心血管缺血疾病（MATCH实验），然而在患儿中的应用基于单中心经验或安全试验（PICOLO试验）。

给药方法和维持

- 仅当患者允许口服的时候，氯吡格雷才开始使用。
- 开始剂量是0.2 mg/（kg·d）。
- 当有临床指征时继续阿司匹林治疗。至少3个月的主要或次要的预防用药是推荐的。
- Norwood手术后或经外科会诊后存在分流的患者，在手术矫治前需要预防血栓，然而最近的研究结果表明对于体肺动脉分流患者，在并发症或死亡率方面并无减少。

不良反应

经氯吡格雷治疗的患者会轻度增加出血和淤青的风险。这通常没有明显的临床意义。如果患者在应用氯吡格雷的同时出现明显的出血或淤青，快速咨询血液病专家是必要的。

阿替普酶（r-TPA）溶栓

适合于全身溶栓的治疗。没有数据支持在婴幼儿及儿童身上使用局部溶栓治疗，除非管道阻塞。

适应证

大的肺栓塞，对肝素没有反应的肺栓塞，动脉阻塞，急性的、广泛的深静脉血栓（DVT）可能威胁到脏器及四肢的存活。

禁忌证

活动性出血，潜在的、严重的局部出血，前2 d内做过普外科手术，前3 d内做过神经外科手术、动静脉畸形、近期遭受过严重创伤。

给药前准备

• 获得患者体重，FBE，INR/PT，APTT及纤维蛋白原。血小板计数必须>100×10^9/L，纤维蛋白原必须>2.0 g/L，如果临床上有指征，输注新鲜冷冻血浆（FFP）20 mL/kg（加用呋塞米），尤其是出生<1个月的新生儿（低纤维蛋白溶酶原水平）。考虑专人来监控输注。

• 确保足够的静脉通道：输注溶栓药和在输注期间获得血液标本。

• 在溶栓剂输注期间，建立肝素通道，以10 U/（kg·h）持续输入。如果可能的话，肝素应该在溶栓之前6 h开始给予，这可能增强溶栓剂的活性。

• 由于潜在的过敏反应，治疗前给予对乙酰氨基酚和/或异丙嗪。

给药方法

见表25-6。

表25–6　给药方法

药物	负荷量	静脉输注
FFP	20 mL/kg，出生<1个月的新生儿	
肝素	推荐以10 U/（kg·h）开始，r-TPA输注6 h前启用	在r-TPA治疗期间10 U/（kg·h）维持
r-TPA	没有	0.5 mg/（kg·h）维持6 h

监测

- 每小时监测HR，BP。
- 在输注期间及输注后4 h，每小时检查所有的穿刺点。
- 输注后3 h及结束时，检查纤维蛋白原。
- 如果有出血和/或淤斑等任何体征出现，停止输注，检查FBC、凝血功能及TEG，请血液科急会诊！
- 如果治疗周围动脉栓塞，每小时观察四肢脉搏、颜色温度及毛细血管充盈时间。

在r-TPA应用后6 h停止溶栓治疗，增加肝素到20 U/（kg·h），目标是让APTT维持在60~85 s（没有负荷剂量）。安排临床评估（如Doppler-超声）来确定溶栓效果或者是否需要进一步溶栓治疗。

并发症

30%~50%的患者会出现出血事件，通常以伤口或穿刺点渗出的形式表现出来。局部加压止血的治疗通常是足够的。将近有10%的患者会发展成严重的出血（颅内、腹膜后、表面的出血）。如果发生了出血，停止输注r-TPA，并请血液科急会诊。

注意事项

- 溶栓治疗时，不要使用肌注的给药方式。
- 治疗时对患者的操作减到最少。
- 避免同时应用华法林和抗血小板药物。
- 推迟任何有创性操作，如插导尿管，更换静脉/动脉通路，或者在溶栓药输入前完成这些操作。

中心静脉管道（CVL）导管阻塞

适应证

CVLs输液不畅，或者不能回抽血标本出来，而这点却是该管道必须有的功能。

初期管理

拍CXR来确定导管位置和有无扭结，超声可以排除明显的血管血栓。

血液相关堵塞的初步处理

如果不能回抽血样，不能输血或者输液管中有血液回流。

- 尝试抽吸。
- 0.9%生理盐水冲洗。
- 如果不成功，最多用5 mL浓肝素溶液（100 U/mL）冲洗。
- 每个堵塞的管腔给予r-TPA：<10 kg（每个管腔0.5 mg r-TPA）或者>10 kg（每个管腔2.0 mg r-TPA），保留2~4 h。然后尽量抽出，用0.9%NaCl冲洗。
- 如果管道可以冲洗但是没有血液回流，临床上有指征的话安排影像检查以明确诊断。
- 如果管道不能冲洗，请外科会诊，或考虑完善静脉造影和/或超声检查。

参考文献

[1] Monagle P, Chan AK, Goldenberg NA, et al. Antithrombotic therapy

in neonates and children: Antithrombotic Therapy and Prevention of Thrombosis, 9th ed: American College of Chest Physicians Evidence-Based Clinical Practice Guidelines. Chest, 2012, 141: e737S-e801S.

[2] Li JS, Yow E, Berezny KY, et al. Dosing of clopidogrel for platelet inhibition in infants and young children: primary results of the Platelet Inhibition in Children On cLOpidogrel (PICOLO) trial. Circulation, 2008, 117: 553-559.

[3] Wessel DL, Berger F, Li JS, et al. Clopidogrel in infants with systemic-to-pulmonary-artery shunts. N Engl J Med, 2013, 368: 2377-2384.

第二十六章　胸腔引流

如果术后胸腔引流丢失液体管量>10 mL/（kg·h），立即通知外科医生！

在最开始的2 h，引流量可能高达5 mL/（kg·h），其后引流量应该少于2 mL/（kg·h）。如果引流量超过这个水平，应检查ACT、APTT、PT、纤维蛋白原、血小板和TEG，并相应地输血。

如果引流量很明显并在继续，立即通知外科医生！

胸腔引流管的置入

如果是外科患者，首先让外科医生来操作！

准备和设备

1. 胸腔引流管套包和托盘。

2. 选择合适大小的胸腔引流管。

3. 操作前行CXR。

4. 超声定位胸腔引流管置入点（确保离肝、肾、脾或心脏的安全距离）。

5. 标准的操作方法，用消毒液及无菌巾准备好胸腔引流管置入部位（无菌单、手套、帽子及面罩）。

6. 考虑使用局部麻醉（如利多卡因，记住：1%=10 mg/mL，最大的不含肾上腺素的利多卡因剂量是5 mg/kg）。

7. 将插管器的针头与注射器相连，将针头缓慢、小心地从肋骨的上缘进入胸腔。通过抽吸到液体或空气来核实胸膜内的位置。

8. 当合适的引流位置和深度已经确定了，断开注射器，慢慢地插入J-尖端的导丝：导丝应该是毫无阻力地通过并进入胸腔！

9. 移走针头，保留导丝在原位。

10. 当维持导丝位置的时候，用提供的扩张器扩张穿刺通道（总是控制扩张器的尖端，紧挨皮肤，小心地旋转以预防导丝扭结）。

11. 移走扩张器，保留导丝原位，将胸腔引流管慢慢地向前置入到胸膜腔（如果有任何阻力，确保导丝没有移位，必要时，重新扩张皮肤/胸膜开口）。

12. 移走导丝，保留胸腔引流管。

13. 使用缝线或胶条固定胸腔引流管。

14. 附上三通接头，通过接头使胸腔引流管尖端与引流瓶相连（使用最小的负压10 cmH_2O）。

15. 完善CXR检查来核实位置和是否放置成功！

16. 观察胸腔引流管放置之前、过程中及放置之后的通气压及FiO_2的改变！

胸腔引流管的拔除

如果是外科患者，不要拔除直到外科医生给出医嘱！

准备和装备

1. 患儿空腹：食物/配方奶6 h，母乳4 h，纯净液体2 h后操作。

2. 持续监测ECG，SpO_2，BP。

3. 提供所有紧急装备。

4. 合适的镇痛。

拔引流管镇痛药物的选择

年龄	<6个月	>6个月
吗啡	20 mg/kg	
氯胺酮		0.5 mg/kg

如果使用氯胺酮后患儿烦躁不安，考虑呋达唑伦0.1 mg/kg。必要时可以重复使用一次

5. 在呼气相用无菌技术移除引流管。

6. 引流管拔除后30 min复查CXR来排除气胸。

7. 患者转出病房前必须是警觉和能唤醒的。

第二十七章　乳糜胸

定义

淋巴液或乳糜在胸腔里积聚（甘油三酯浓度>1.1 mmol/L或总细胞计数>1 000 mL，其中淋巴细胞>80%）。

先天性乳糜胸

见于淋巴管扩张、先天性心脏病、纵隔恶性肿瘤、染色体异常、H-型食管气管瘘。

获得性乳糜胸

通常由手术或创伤引起。心脏手术后的发生率为4%，决定于手术类型（Fontan术，TOF修补，HTX，BCPS）或者胸廓内大静脉内有血栓形成。

病理生理

胸导管的损伤，或者由于中心静脉压的升高引起胸内淋巴系统的压力上升，均可以导致乳糜胸。先天性乳糜胸是因为先天的淋巴引流异常所致。

并发症

由于脂肪酸及淋巴细胞的丢失，导致血容量不足、细胞和体液免疫缺陷、ATIII丢失；由于脂肪的丢失导致营养不良。

诊断：甘油三酯水平>1.1 mmol/L或总细胞计数>1 000个/mL，胸腔积液中>80%为淋巴细胞。

治疗

保守治疗

- 基础疾病的治疗。
- 饮食调节（低脂饮食、中链甘油三酯饮食）。
- 仅给予全肠外营养（75%的患者在2周内会有反应）。
- 生长抑素[通过下调内脏和肝血流量，减少乳糜的流量。不良反应：干扰糖代谢、一过性的高甲状腺素血症、腹胀、坏死性小肠结肠炎（NEC）]。
- 需要时补充免疫球蛋白（如Di-George综合征）。

手术治疗

胸膜固定术、外科磨损、胸导管结扎或胸腹腔分流术。

参考文献

[1] Das A, Shah PS. Octreotide for the treatment of chylothorax in neonates. Cochrane Database Syst Rev, 2010, 9: CD006388.

[2] Chan EH, Russell JL, Williams WG, et al. Postoperative chylothorax after cardiothoracic surgery in children. Ann Thorac Surg, 2005, 80: 1864-1870.

[3] Yeh J, Brown ER, Kellogg KA, et al. Utility of a clinical practice guideline

in treatment of chylothorax in the postoperative congenital heart patient. Ann Thorac Surg, 2013, 96: 930-936.

[4] Mery CM, Moffett BS, Khan MS, et al. Incidence and treatment of chylothorax after cardiac surgery in children: analysis of a large multi-institution database. J Thorac Cardiovasc Surg, 2014, 147: 678-686.

第二十八章　遗传综合征和心脏缺陷

有些遗传综合征常常伴有心脏缺陷，心脏缺陷可以是先天性心脏病中的任何类型。这种除了心脏缺陷，还伴有其他的心外畸形的情况，也称为综合征型先天性心脏病（表28-1）。

表28-1　遗传综合征和心脏缺陷

综合征	遗传	表现	临床意义
Alagille综合征	表达多样的常染色体显性遗传 JAG1突变（常见） Notch2突变（极少）	RVOT狭窄（近端/远端），慢性胆汁淤滞（肝内胆管缺乏），蝴蝶椎，宽阔的额头，眼睛异常，色素性视网膜病，肾脏发育不良	详细的心脏评估，肝功能检测（ALGS的结合性高胆红素血症与高谷胺酰转移酶水平有关），血浆胆固醇、甘油三酯、胆汁酸、凝血功能的检查，肝脏超声，闪烁扫描，以及活组织检查前后位脊柱X线检查，眼睛检查，肾脏超声和肾功能检查
贝克威思-威德曼综合征（Beckwith-wiedemann综合征）	染色体11p15改变	心脏肥大，心脏缺陷，巨大儿，巨舌，腹壁缺陷，内脏增大，肾脏异常，特征性面容，新生儿低血糖症	儿童早期良性肿瘤高风险（Wilms肿瘤）

续表28-1

综合征	遗传	表现	临床意义
Cateye综合征	22号染色体部分四体	虹膜缺损，肛门闭锁与肛瘘，外眼睑下斜，耳前有凹窝或皮赘心脏和肾脏异常较为常见，心智发育正常或接近正常	
CHARGE综合征	CHD7基因突变	眼睛缺陷，心脏缺陷，后鼻孔闭锁，生长缓慢，生殖器发育不良，耳朵异常，唇腭裂，肾脏异常，气管-食管瘘	与Noonan综合征或Costello综合征相关
心-面-皮综合征（Cardio-facial-cutaneous综合征）	最常见BRAF基因突变	PS，ASD或HCM，前额突出，朝天鼻，眼距增宽，上睑下垂，皮肤异常，张力减退，生长迟缓	与Noonan综合征或Costello综合征相关
Di George综合征 颚–心–面综合征（Velo-cardio-facial综合征）	22q11缺失	TOF，PA，VSD，较多的MAPCAs，永存动脉干，胸腺发育不良或缺如，细胞免疫缺陷，甲状旁腺发育不良，面部异常	推荐术前MRI和/或CT、血管造影 输血前分析淋巴细胞的总数 给予辐射过后的血液制品及围术期积极的抗细菌和抗真菌治疗 预防性钙替代治疗 由于感染导致高死亡率 输血前送检染色体（for 22q缺失）&淋巴细胞免疫分型

续表28-1

综合征	遗传	表现	临床意义
唐氏综合征（Down综合征）	21三体 21染色体异位，镶嵌	AVSD，ASD，VSD，TOF，小眼睛、鼻根低平，舌胖常伸出口外，过度的颈项/皮肤水肿，消化道畸形，血液系统紊乱，甲状腺功能减退，关节松弛	心脏术后的死亡率并不增加 术后张力减退
埃勒斯-当洛二氏症候群（Ehlers-Danlos综合征EDS）	Cola 5A或Cola 3A突变	瓣膜性先天性心脏病，主动脉瘤样扩张，结缔组织疾病，皮肤弹性过度，血管：容易淤血，脊柱侧弯	
Goldenhar综合征		各种类型的先天性心脏病；耳，鼻，软腭，上颚发育不良；小耳症，眼部皮样囊肿	插管困难
心手综合征（Holt Oram综合征）	TBX5基因突变	ASD或VSD，心律失常，上肢异常	
内脏逆位-鼻窦炎-支气管扩张综合征（Kartagener综合征）	常染色体隐性遗传	主要纤毛运动障碍，内脏反位，先天性心脏病，鼻窦炎，支气管扩张	
马凡氏综合征（Marfan综合征）	15号染色体上FBN1基因突变	主动脉瘤样扩张伴有主动脉夹层的风险，二尖瓣脱垂，蜘蛛样指（趾），过度伸展	

续表28-1

综合征	遗传	表现	临床意义
Noonan综合征及Leopard综合征	染色体12q22上的PTPN 11突变	HCM，肺动脉狭窄，肺动脉分支狭窄，身材矮小，短蹼颈，半椎体，出血倾向	
18三体	18三体	圆锥干畸形（VSD，TOF，DORV，AVSD），宫内发育迟缓，小颅畸形，后枕部突出，手指重叠，短胸骨，肾脏异常，消化道异常	
Turner综合征	45X 46XY	身材矮小，性腺发育不全，先心病，肾脏异常，面部异常，先天性蹼颈	主动脉瓣疾病 主动脉缩窄 主动脉夹层
VA(C)TERL症候群		脊柱异常，VSD或其他缺陷，肛门闭锁±瘘，气管-食管瘘，肾脏发育不全	可以发展成范可尼贫血症
威廉氏症候群（Williams综合征）	染色体7q.11.23缺失	左心和（或）右心梗阻性病变，冠状动脉疾病，肾动脉狭窄，颅面部异常，首先关节松弛然后收缩，钙水平异常	PS经过常规处理随着时间推移可能会得到改善

参考文献

[1] Mainwaring RD, Sheikh AY, Punn R, et al. Surgical outcomes for patients with pulmonary atresia/major aortopulmonary collaterals and Alagille syndrome. Eur J Cardiothorac Surg, 2012, 42: 235-240.

[2] Turnpenny PD, Ellard S. Alagille syndrome: pathogenesis, diagnosis and management. Eur J Hum Genet, 2012, 20: 251-257.

[3] Milani D, Pezzani L, Tabano S, et al. Beckwith-Wiedemann and IMAGe

syndromes: two very different diseases caused by mutations on the same gene. Appl Clin Genet, 2014, 7: 169-175.

[4] Jhang WK, Lee BH, Kim GH, et al. Clinical and molecular characterisation of Holt-Oram syndrome focusing on cardiac manifestations. Cardiol Young, 2015, 25: 1093-1098.

[5] Formigari R, Michielon G, Digilio MC, et al. Genetic syndromes and congenital heart defects: how is surgical management affected? Eur J Cardiothorac Surg, 2009, 35: 606-614.

[6] Kobayashi D, Sallaam S, Humes RA. Tetralogy of Fallot with complete DiGeorge syndrome: report of a case and a review of the literature. Congenit Heart Dis, 2013, 8: E119-E126.

[7] Hsu P, Ma A, Wilson M, et al. CHARGE syndrome: a review. J Paediatr Child Health, 2014, 50: 504-511.

[8] Solomon BD, Bear KA, Kimonis V, et al. Clinical geneticists' views of VACTERL/VATER association. Am J Med Genet A, 2012, 158A: 3087-3100.

[9] Sha YW, Ding L, Li P. Management of primary ciliary dyskinesia/Kartagener's syndrome in infertile male patients and current progress in defining the underlying genetic mechanism. Asian J Androl, 2014, 16: 101-106.

第二十九章　低心排出量综合征（LCOS）

定义

由CO提供的氧输送不能满足组织氧需求。通常由于CPB炎性反应、主动脉阻断所致的心肌缺血、低/高体温、再灌注损害和手术治疗（心室切开）等可导致心排量指数（CI）<2.1 L/（min·m^2）。最低CO通常发生在撤离阻断后6~18 h，24 h后恢复到基础水平；近25%先心病术后的患儿会发生严重的LCOS。

监测心排出量

- 动脉血压，但MAP=CO×SVR！动脉血压与CO及SVR均有关。
- 心脏充盈压：CVP 9~12 mmHg，MPAP<1/3 MAP，LAP 9~15 mmHg（没有分流的双心室心脏）。
- 外周灌注（毛细血管充盈时间）。
- 核心温度与外周温度之间的差异。
- 尿量。
- 碱缺失。

- 乳酸趋势。
- 混合静脉血饱和度（双心室没有分流，目标SvO_2>70%）。
- Echo（EF，室壁运动异常，瓣膜功能障碍）。
- 热稀释法（金标准）。
- 其他：红外光无创脑血氧监测（NIRS）、食道超声、生物阻抗测量、动脉搏动压（脉压差）（图1）。

LCOS的管理策略

- 排除使CO下降的残余畸形（→Echo）。
- 转流前策略（甲基强的松龙为10 mg/kg）。
- 术前策略（如双室修补后，RV功能受损的情况下保留PFO/ASD，Fontan术时房间隔开孔）。
- 术后策略：延迟关胸或重新开胸。

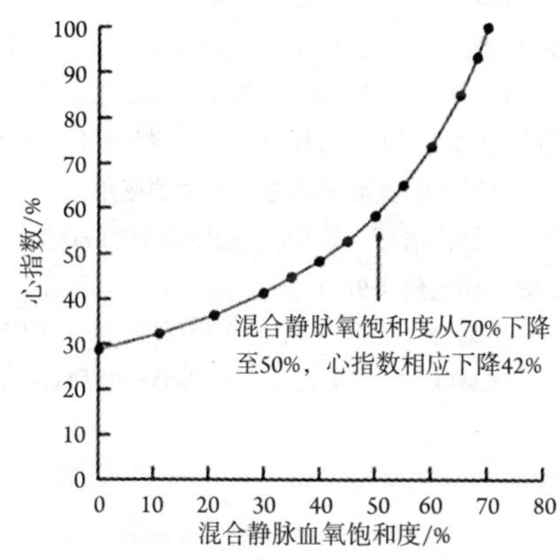

图1　心指数与混合静脉血相关曲线图

- 确保适合的镇痛、镇静。
- 考虑使用肌松药（降低氧耗）。
- 前负荷调节：根据基本病变来监测充盈压。优化Hb（非紫绀100~140 mg/dL，紫绀140~160 mg/dL），NaCl 0.9%或4%白蛋白静脉补液。
- 药理学支持：正性肌力扩血管药[米力农0.5~1 μg/（kg·min）]或者酚苄明[0.5 mg/（kg·8h）]降低后负荷；β-肾上腺素能药物[多巴胺5~10 μg/（kg·min），多巴酚丁胺5~10 μg/（kg·min），肾上腺素0.05~0.1 μg/（kg·min）]，但增加舒张期功能障碍；短期使用血管收缩药来维持合适的灌注压[去甲肾上腺素0.05~0.1 μg/（kg·min），血管加压素0.02~0.05 U/（kg·h）]（具体见**正性肌力药**）。
- 排除节律异常（具体见**心律失常**及具体见**起搏**）。
- 心–肺交互作用：Fontan，TOF，Glenn分流术后，如果可以的话尽早拔管。
- 低温：降温至35 ℃以降低氧耗。
- 钙输注[$CaCl_2$ 2~10 mg/（kg·h）或者0.01~0.07 mmol/（kg·h）]，目标Ca^{2+}：1.4~1.6 mmol/L。
- 心脏手术病例中选择性应用甲状腺素（具体见第三十七章**三碘甲状腺氨酸在心脏手术中的应用**）。
- 类固醇替代治疗（每6 h给氢化可的松1 mg/kg）。
- 考虑腹膜透析（PD）。
- 体外生命支持系统（ECLS）[具体见第六十四章**体外膜肺氧合（ECMO）**或者第六十六章**心力衰竭和VAD**]。

参考文献

[1] Wernovsky G, Wypij D, Jonas RA, et al. Postoperative course and hemodynamic profile after the arterial switch operation in neonates

and infants. A comparison of low-flow cardiopulmonary bypass and circulatory arrest. Circulation, 1995, 92: 2226-2235.

[2] Dalrymple-Hay MJ, Deakin CD, Knight H, et al. Induced hypothermia as salvage treatment for refractory cardiac failure following paediatric cardiac surgery. Eur J Cardiothorac Surg, 1999, 15: 515-518.

[3] Suominen PK, Dickerson HA, Moffett BS, et al. Hemodynamic effects of rescue protocol hydrocortisone in neonates with low cardiac output syndrome after cardiac surgery. Pediatr Crit Care Med, 2005, 6: 655-659.

[4] Hoffman TM, Wernovsky G, Atz AM, et al. Prophylactic intravenous use of milrinone after cardiac operation in pediatrics (PRIMACORP) study. Prophylactic Intravenous Use of Milrinone After Cardiac Operation in Pediatrics. Am Heart J, 2002, 143: 15-21.

[5] Coskun KO, Coskun ST, Popov AF, et al. Extracorporeal life support in pediatric cardiac dysfunction. J Cardiothorac Surg, 2010, 5: 112.

[6] Vojtovic P, Reich O, Selko M, et al. Haemodynamic changes due to delayed sternal closure in newborns after surgery for congenital cardiac malformations. Cardiol Young, 2009, 19: 573-579.

[7] Bronicki RA, Anas NG. Cardiopulmonary interaction. Pediatr Crit Care Med, 2009, 10: 313-22.

[8] Absi MA, Lutterman J, Wetzel GT. Noninvasive cardiac output monitoring in the pediatric cardiac Intensive Care Unit. Curr Opin Cardiol, 2010, 25: 77-79.

[9] Wessel DL. Managing low cardiac output syndrome after congenital heart surgery. Crit Care Med, 2001, 29: S220-S230.

[10] Tibby SM, Murdoch IA. Monitoring cardiac function in intensive care. Arch Dis Child, 2003, 88: 46-52.

第三十章　一氧化氮

定义

一氧化氮（NO）是通过内皮细胞的内皮型一氧化氮合酶（eNOS）产生的。NO除了化学调解作用之外，还可以调节血管张力。NO可以诱导可溶性鸟苷酸环化酶，增加cGMP，从而减少细胞钙水平，由此产生平滑肌松弛和肺血管松弛，PAP下降。半衰期为15~30 s，吸入剂量范围是5~80 ppm。当它进入血流后与Hb结合产生亚硝酰基高铁血红蛋白（形成高铁血红蛋白和亚硝盐），致使其不能产生对体循环血管的扩张作用。当NO接触氧气时，它会被氧化形成二氧化氮（NO_2），NO_2对肺泡或血管细胞有毒性，所以NO_2的浓度要控制在2 ppm以内。

适应证

- 出现肺动脉高压的情况。
- 低氧呼吸衰竭（如胎粪吸入、ALI、ARDS）。

疗效监测

- PaO_2上升>20%→改善V/Q不匹配。

- PAP降低（但是不一定出现PaO_2上升）。
- R→L分流减少。

如果没有明显的有利效果，NO应该在耐药性出现之前立即停用。如果有效性出现了则必须在日志里进行记录。NO必须经PICU主治医生同意后才能开始使用！

不良反应的监测

- 体循环低血压（肺静脉回流入功能减弱的左室的血流量增加）。
- 每天测量高铁血红蛋白的水平（ABG结果），避免>2%→避免NO>22 ppm。

设置

NO吸入装置在使用之前的测试应该由本科室认为能胜任的医生完成。一旦显示能正常使用，必须注意以下几点：

- NO_2报警上限应设置为2 ppm。
- 当患者正在进行NO治疗时，麻醉球囊要与NO通气管路相连接。
- 呼吸回路的废气必须得到合理排除，将环境污染减至最小。

高达80 ppm剂量的NO吸入有过报道，但通常的推荐剂量是不超过20 ppm，因为更高的剂量将增加不良反应的发生率，且并不能改善预后！

撤离NO

撤离可以导致反应性肺动脉高压（PHT），减量应该小心谨慎，一些参考文献推荐经过12~24 h减停，而另一些文献则推荐每2 h减1次量。

- 每30 min减1 ppm来慢慢撤离NO。
- 当NO减至2 ppm时增加FiO_2至60%。
- 给予西地那非0.4 mg/kg口服。
- 给予西地那非60 min后停止NO。
- 将FiO_2减低到先前的设置。

给予0.5~2.0 mg/kg西地那非1 h后，患儿的平均血浆水平与成人接受治疗剂量报道的最大血浆浓度非常接近。

西地那非能作为经历先心病姑息或根治手术后短期预防的治疗方法，不同程度地改善了PAP和/或SpO_2。

参考文献

[1] Namachivayam P, Theilen U, Butt WW, et al. Sildenafil prevents rebound pulmonary hypertension after withdrawal of nitric oxide in children. Am J Respir Crit Care Med, 2006, 174: 1042-1047.

[2] Uhm JY, Jhang WK, Park JJ, et al. Postoperative use of oral sildenafil in pediatric patients with congenital heart disease. Pediatr Cardiol, 2010, 31: 515-520.

[3] Kinsella JP, Neish SR, Shaffer E, et al. Low-dose inhalation nitric oxide in persistent pulmonary hypertension of the newborn. Lancet, 19923, 340: 819-820.

[4] Barr FE, Macrae D. Inhaled nitric oxide and related therapies. Pediatr Crit Care Med, 2010, 11: S30-S36.

[5] Liu LL, Aldrich JM, Shimabukuro DW, et al. Special article: rescue therapies for acute hypoxemic respiratory failure. Anesth Analg, 2010, 111: 693-702.

[6] Payen DM. Inhaled nitric oxide and acute lung injury. Clin Chest Med, 2000, 21: 519-529.

[7] Murad F. The 1996 Albert Lasker Medical Research Awards. Signal transduction using nitric oxide and cyclic guanosine monophosphate.

JAMA, 1996, 276: 1189-1192.

[8] Guthrie SO, Walsh WF, Auten K, et al. Initial dosing of inhaled nitric oxide in infants with hypoxic respiratory failure. J Perinatol, 2004, 24: 290-294.

[9] Clark RH, Kueser TJ, Walker MW, et al. Low-dose nitric oxide therapy for persistent pulmonary hypertension of the newborn. Clinical Inhaled Nitric Oxide Research Group. N Engl J Med, 2000, 342: 469-474.

第三十一章　开胸

事实

正中胸骨切开术对血流动力学及呼吸参数均有不良影响，这一结论在1975年第一次被描述，强调胸骨切开术可“压迫心脏，造成心脏压塞”。

延迟关闭胸骨和开胸的适应证

- “大”心脏综合征。
- 临时拉近胸骨出现血流动力学不稳。
- CPB后低心排出量。
- ECMO或VAD置管。
- 严重的心律失常。
- 严重的出血并发症。
- 严重污染需要频繁的再次探查。

延迟关胸骨的潜在并发症是增加感染率，延长PICU住院时间。

关胸效果

- 增加胸内压。
- 全肺顺应性下降。

- 收缩压/平均BP下降。
- SV下降→CO下降。
- 脑氧合下降。

关胸指征

当患者已经准备好!

- 血流动力学稳定（在最小剂量的强心药支持下MAP与年龄相符，稳定的CVP，LA，PAP，稳定的心率/心律，合适的心脏同步治疗（CRT）。
- 呼吸稳定（可接受的呼吸机参数及FiO_2）。
- 稳定的液体状态（水肿？过去的12/24 h内液体平衡）。

PICU关胸的准备

- 无菌的手术区域（手术服、面罩）。
- 标准化监测[ECG，有创BP，CVP（LA，PAP……），起搏器，SaO_2，$EtCO_2$，呼吸机参数]。
- 标准化的准备：备好肾上腺素或多巴酚丁胺（去甲肾上腺素静脉泵入）等增强心肌收缩力的药，肾上腺素10 μg/kg一剂，0.9%NaCl液体复苏，人血白蛋白和浓缩红细胞（至少交叉配型2个单位），良好通畅的输液管和单独的强心药管道，使其在手术区外可以方便给药。
- 头孢唑啉25~50 mg/kg在手术前30 min静脉给药。
- 芬太尼5 μg/kg，咪达唑仑100 μg/kg加用维库溴铵0.1 mg/kg静脉推注来提供足够的麻醉药和肌松药。

关胸过程中和术后密切观察

血流动力学、呼吸、液体和代谢稳定。

参考文献

[1] Horvath R, Shore S, Schultz SE, et al. Cerebral and somatic oxygen saturation decrease after delayed sternal closure in children after cardiac surgery. J Thorac Cardiovasc Surg, 2010, 139: 894-900.

[2] Vojtovic P, Reich O, Selko M, et al. Haemodynamic changes due to delayed sternal closure in newborns after surgery for congenital cardiac malformations. Cardiol Young, 2009, 19: 573-579.

[3] Tabbutt S, Duncan BW, McLaughlin D, et al. Delayed sternal closure after cardiac operations in a pediatric population. J Thorac Cardiovasc Surg, 1997, 113: 886-893.

第三十二章　起搏

起搏器（NBG）代码

具体表32-1。

起搏模式

具体表32-2。

特殊适应证

• 房室折返性心动过速（AVRT）：考虑用AAI模式超速起搏。

表32-1　起搏器（NBG）代码

I	II	III	IV	V
起搏的心腔	感知的心腔	反应模式	调制功能	M多位点
O无感知功能	O无感知功能	O无感知后反应功能	O无程控功能	
A心房	A心房	T触发型	R频率调节	A心房
V心室	V心室	I抑制型		
D双心腔	D双心腔	D双反应型		

表32-2 起搏模式

模式	模式描述	适应证	限制性
AOO	非同步心房起搏	心跳过缓伴完整的AV传导，心房感应弱	易颤期→心房颤动（AF）风险
VOO	非同步心室起搏	心跳过缓伴有传导问题，心室感应弱	易颤期→心室颤动（VF）风险
AAI	心房按需起搏	心跳过缓伴完整的AV传导	不用于房性心动过速
VVI	心室按需起搏	心跳过缓伴有传导问题/SSS/AF/超速传导	没有心房顺序模式
DOO	非同步AV顺序起搏	心动过缓，得益于顺序起搏	易颤期→AF或VF风险
DVI	心室抑制，AV顺序起搏	期望双腔起搏伴心房感应弱	有AF风险
DDI	双腔感应，AV顺序起搏	都可以	
DDD	AV全能型起搏	都可以，除了房性心动过速	不用于房性心动过速

• 心房颤动（AF）：VVI。

• 超速起搏AAI或DDD以快于JET心率10%的起搏心率来控制，以重新获得伴AV传导的心房收缩。

• 起搏终止折返性心动过速（房性或房室折返）：AAI以快于心房率10%~20%的频率短阵超速起搏。如果成功捕获后快速重新启动，在逆转后尝试逐渐减慢起搏频率（AF风险）。

• 心房ECG：双极，将心房线与右侧胳膊及左侧胳膊导联相连接（心房ECG在I导联很明显）；单极，将心房线与V1，V2相连（心房ECG在V1，V2导联上很突出）。

问题及排查

- 每日查看起搏器：基本的节律、灵敏度及起搏阈值（设置的阈值为测量到的两倍）。
- 起搏失败：原因和治疗：阈值（增加输出），局部缺血，电解质紊乱（纠正），除颤（DC）后，导线故障，药物（氟卡尼、索他洛尔、普罗帕酮、利多卡因、普鲁卡因胺），交互抑制（下调灵敏度，下调输出），过度敏感（增加灵敏度），也可以尝试极性反接，或者增加皮肤导联。
- 捕获失败：阈值（增加输出），局部缺血，电解质紊乱（纠正！），除颤后，药物（氟卡尼、索他洛尔、普罗帕酮、利多卡因、普鲁卡因胺），也可以尝试极性反接。
- 感应失败：感知域值（下调感知域）。
- 起搏器介导的心动过速：改变模式为DDI，调整心室后心房不应期（PVARP）。
- DDD模式跟踪失败：调整PVARP，AV间期及上限跟踪频率。

检查及测试起搏器

非起搏依赖的患者

- 开始设置：心房及心室导联与起搏器（PM）电缆相连接，将电缆从PM拔出，PM关闭。
- PM开机，出现默认设置（DDD），频率为80 min^{-1}，心房（A）输出10 mA，心室（V）输出10 mA，A感应阈值为0.5 mV，V感应阈值为2 mV。
- 监测感应阈值
  - 设置频率至少低于患者心率的20%。
  - 将A及V的输出调至0.1 mA。

- 将A及V的敏感度调至“非同步”。
- 通过增加刻度上的数值来缓慢增加V灵敏度，以及观察V红灯。
- 记录测量的V灵敏度阈值（红灯闪烁）。
- 设置V灵敏度为默认值2 mV。
- 通过增加刻度上的数值来缓慢增加A灵敏度，以及观察A红灯。
- 记录测量的A灵敏度阈值（红灯闪烁）。
- 设置A灵敏度为默认值0.5 mV。

- 测定输出阈值
  - 设置频率至少高于患者频率的20%。
  - 通过增加刻度上的数值来缓慢增加A输出，观察ECG上不同频率的变化。
  - 记录测量到的A获取的阈值。
  - 将A输出阈值调回至0.1 mA。
  - 通过增加刻度上的数值来缓慢增加V输出，观察ECG上不同频率的变化及QRS波形变化。
  - 记录测量到的V获取的阈值。
  - 将V输出阈值调回至0.1 mA。
  - 将频率调回到为至少低于患者心率的20%。
- 最终将PM设置成备用模式
  - 核实V灵敏度为2 mV及红灯闪烁。
  - 核实A灵敏度为0.5 mV及红灯闪烁。
  - 设置起搏频率为可接受的低于患者自己心率的备用频率。
  - 将A输出调至测到的A输出阈值的2倍。
  - 将V输出调至测到的V输出阈值的2倍。

对起搏依赖的患者进行设置时，要请PICU、心内科或心脏外科专家会诊！

参考文献

[1] Reade MC. Temporary epicardial pacing after cardiac surgery: a practical review. Part 2: Selection of epicardial pacing modes and troubleshooting. Anaesthesia, 2007, 62: 364-373.

[2] Skippen P, Sanatani S, Froese N, et al. Pacemaker therapy of postoperative arrhythmias after pediatric cardiac surgery. Pediatr Crit Care Med, 2010, 11: 133-138.

第三十三章　长QT综合征

定义

心率校正QT间期（QTC）延长（图33-1），通过Bazett's公式计算：长QT综合征（pQTS）=QT∶sqr（之前的RR间隙）。正常QTC<440 ms（妇女儿童为460 ms）。

先天性

pQTS（Jervell和Lange-Nielsen综合征，Romano-Ward综合征，特发性）或者获得性pQTS（代谢因素：低钾血症、低

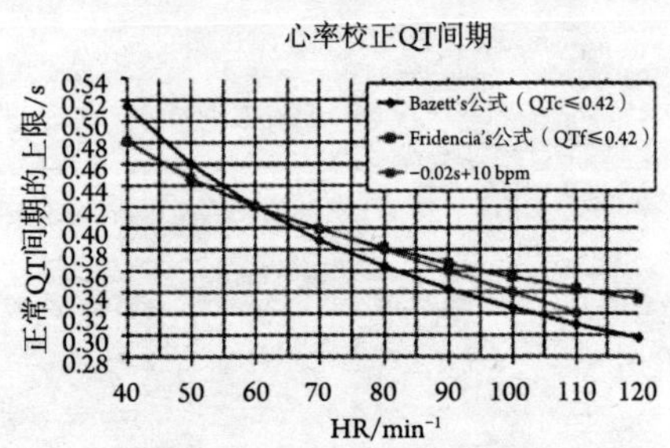

图33-1　不同心率QTC上限曲线图

镁血症、低钙血症；药物因素：奎尼丁、普鲁卡因、胺碘酮、索他洛尔、红霉素、特非那定、氟哌啶醇、利培酮、美沙酮、氟哌利多、有机磷酸酯类，或者心肌缺血，HIV，低体温）。

诊断

pQTS经Bazett's公式测量，尖断扭转型室性心动过速，T波交替（TWA），晕厥，家族史。

治疗

急性

对于血流动力学不稳定的患者：除颤（DC）2 J/kg，$MgSO_4$（0.2 mmol/kg），利多卡因（1 mg/kg静脉推注2 min），异丙肾上腺素静脉泵入[0.05~1 μg/（kg·min）]，超速起搏。

慢性

β受体阻滞药，起搏器，植入型心律转复除颤器（ICD），交感神经切除。

参考文献

[1] Jervell A, Lange-Nielsen F. Congenital deaf-mutism, functional heart disease with prolongation of the Q-T interval and sudden death. Am Heart J, 1957, 54: 59-68.

[2] Splawski I, Shen J, Timothy KW, et al. Spectrum of mutations in long-QT syndrome genes. KVLQT1, HERG, SCN5A, KCNE1, and KCNE2. Circulation, 2000, 102: 1178-1185.

[3] Moss AJ. Long QT Syndrome. JAMA, 2003, 289: 2041-2044.

第三十四章　肺动脉高压（PHT）

定义（表34-1）

- 收缩期肺动脉压（PAP）>35 mmHg。
- 平均肺动脉压（mPAP）>25 mmHg。
- 收缩期PAP与收缩期血压的比值>0.5。

表34-1　WHO分类

Ⅰ	肺动脉高压
Ⅰ.1	特发性
Ⅰ.2	家族性
Ⅰ.3	与胶原血管病相关，门静脉高压，HIV感染，药品及毒物，先天性体-肺分流等
Ⅰ.4	新生儿持续性PHT
Ⅰ.5	肺血管闭塞性疾病
Ⅱ	左心系统疾病相关PHT：左心房、瓣膜或心室疾病（TAPVR，MS，AS，主动脉缩窄）
Ⅲ	呼吸系统疾病相关的PHT：COPD，睡眠呼吸暂停综合征，中枢性低通气综合征、高海拔地区PHT
Ⅳ	慢性血栓或栓塞事件导致PHT
Ⅴ	其他：皮肤结节病、组织细胞增多症等

诊断

- 肺动脉压（PAP）：有创的管道测压，最为可靠。
- 左心房压（LAP）：鉴别LV功能障碍。
- 超声心动图：TR返流速度（v）的测量[改良的Bernoulli方程：右心室收缩期压力（RVSP）$=4\times v^2+$右心房压（RAP）]（v指TR返流速度），室间隔的运动，明确解剖问题。
- 心导管检查：右心室导管[平均肺动脉压（mPAP）>25 mmHg或肺血管阻力（PVR）>3 Wood units/m^2]→血管扩张剂的治疗反应来引导进一步治疗。
- 心脏MRI：右心室结构和功能（新生儿应用受限）。
- 高分辨率有对照的胸部CT：肺实质疾病、血栓栓塞等。

病理生理学

增加RV的后负荷→RV的容量和压力增加→RV收缩功能障碍（→TR）和舒张功能受损（RV舒张期高压→如果存在分流的话，增加右向左分流→低氧）→RV心排量下降→LV充盈下降→心排量和冠脉灌注压降低→RV缺血及心室相互依赖→RV收缩期功能障碍。

新生儿PHT

发生率2:1 000，最常见继发于胎便吸入症候群（MAS）、呼吸窘迫综合征（RDS）、肺炎，也有特发性或见于先天性膈疝。

术后PHT

- 术前易感因素：PVR增加，PBF增加，PVR和PBF都增加，肺静脉压增加，畸形相关（TAPVD，AVSD，VSD，IAA，共干，分流手术）。
- 体外循环：NO产生下降，缺血–再灌注损伤，炎性反应（血栓素、微栓子、缺氧性肺血管收缩）。
- 标准心血管监测：早期体征是心跳过速和低血压；缺氧是晚期的体征或者仅仅当存在心内分流时较早出现。

术后PHT的预防

维持足够的镇痛镇静（在疼痛刺激之前静脉推注芬太尼1 μg/kg），考虑肌松，体温正常，pH正常，目标$PaCO_2$ 30~35 mmHg，非紫绀性畸形PaO_2>75 mmHg，避免过高或过低的肺膨胀，胸廓内压最小化，考虑米力农静脉泵入，考虑使用NO。

急性PHT危象的治疗

- 增加FiO_2到1.0：O_2是最好肺血管扩张药。
- 心功能的支持：如果需要，多巴胺[5~10 μg/（kg·min）]，多巴酚丁胺[5~10 μg/（kg·min）]，肾上腺素[0.02~0.1 μg/（kg·min）]，米力农[0.25~0.75 μg/（kg·min）]作为PDE3抑制剂来增加cAMP→肺血管舒张。
- NO供给剂：增加cGMP→血管扩张：NO 20 ppm开始（具体见**NO**），SNP[0.5~4 μg/（kg·min）]，GTN[0.5~5 μg/（kg·min）]。
- 前列环素（PGI2，又名I^2=依前列醇）：增加cAMP→

血管扩张，开始静脉给药剂量[5~15 ng/（kg·min）]，慢慢增加以防低血压，或者使用喷雾剂；半衰期为3 min。能增加肺血流量（PBF），和加重肺水肿。

- 表面活性物质在新生儿的应用：促进肺膨胀，猪肺磷脂注射液（固尔苏）开始剂量为200 mg/kg。
- 考虑高频振荡通气（HFO）：促进肺膨胀，避免过度充气。
- 考虑体外膜肺氧合（ECMO）。

慢性PHT的治疗

- 西地那非：（PDE5抑制剂→增加了cGMP），开始给药剂量0.1 mg/kg，然后缓慢增加到最大2 mg/kg，q4h。FDA不推荐西地那非在患有慢性PHT的儿童中的使用，因为低剂量可能没有疗效，高剂量增加死亡率。在PICU中使用的结果仍不清楚。
- 前列环素静脉泵入[5~50 ng/（kg·min）]。
- 波生坦（1 mg/kg，Bid，4周后增加到2 mg/kg，Bid）。
- 肺移植。

参考文献

[1] Steinhorn RH. Neonatal pulmonary hypertension. Pediatr Crit Care Med, 2010, 11: S79-S84.

[2] Taylor MB, Laussen PC. Fundamentals of management of acute postoperative pulmonary hypertension. Pediatr Crit Care Med, 2010, 11: S27-S29.

[3] Mullen MP. Diagnostic strategies for acute presentation of pulmonary hypertension in children: particular focus on use of echocardiography,

cardiac catheterization, magnetic resonance imaging, chest computed tomography, and lung biopsy. Pediatr Crit Care Med, 2010, 11: S23-S26.

[4] Bronicki RA, Baden HP. Pathophysiology of right ventricular failure in pulmonary hypertension. Pediatr Crit Care Med, 2010, 11: S15-S22.

[5] Barr FE, Macrae D. Inhaled nitric oxide and related therapies. Pediatr Crit Care Med, 2010, 11: S30-S36.

[6] Ivy DD. Prostacyclin in the intensive care setting. Pediatr Crit Care Med, 2010, 11: S41-S45.

[7] Buckley MS, Feldman JP. Inhaled epoprostenol for the treatment of pulmonary arterial hypertension in critically ill adults. Pharmacotherapy, 2010, 30: 728-740.

[8] Barst RJ, Ivy DD, Gaitan G, et al. A randomized, double-blind, placebo-controlled, dose-ranging study of oral sildenafil citrate in treatment-naive children with pulmonary arterial hypertension. Circulation, 2012, 125: 324-334.

[9] Brunner N, de Jesus Perez VA, Richter A, et al. Perioperative pharmacological management of pulmonary hypertensive crisis during congenital heart surgery. Pulm Circ, 2014, 4: 10-24.

第三十五章　肾功能衰竭（RF）

定义

急性肾损伤（AKI）：肾脏调节电解质、酸碱和液体稳态的功能受损，同时肾小球滤过率（GFR）下降。pRIFLE（儿科的风险、损伤、衰竭、丧失、终末期肾脏病的标准）见表35-1。

原因：多脏器衰竭、先心病手术、肾毒性物质、干细胞移植、脓毒血症、溶血性尿毒综合征（HUS）。

慢性肾功能衰竭：超滤，估计肌酐清除率<75 mL/min/1.73 m^2，高血压，微量蛋白尿。

原因：AKI，发育异常，返流性肾病，阻塞性肾病，慢

表35-1　pRIFLE

分级	估计肌酐清除率	尿量
风险	下降25%	<0.5 mL/（kg·h）持续8 h
损伤	下降50%	<0.5 mL/（kg·h）持续16 h
衰竭	下降75%或者 <35 mL/（min·1.73m^2）	<0.3 mL/（kg·h）持续24 h或者 无尿>12 h
丧失	持续衰竭>4周	
终末期	持续衰竭>3个月	

性肾小球肾炎。

肾替代治疗的选择（RRT）（表35-2）：持续静脉血滤-经过弥散作用清除（CVVHD）、持续静脉血滤-经过对流清除（CVVH）。持续静脉血滤-经过对流和弥散清除（CVVHDF），最常用的有腹膜透析（PD）、缓慢连续性超滤（SCUF）、间断血液透析（IHD）。

表35–2 肾脏替代治疗的比较

比较的因素	PD	CRRT	IHD
对流	+		+++
弥散	++		++
控制液压	–	++	++
控制尿毒症	–	++	+
血管通路	Tenkhoff透析管	需要	需要
抗凝	不需要	需要	需要

参考文献

[1] Akcan-Arikan A, Zappitelli M, Loftis LL, et al. Modified RIFLE criteria in critically ill children with acute kidney injury. Kidney Int, 2007, 71: 1028-1035.

[2] Hui-Stickle S, Brewer ED, Goldstein SL. Pediatric ARF epidemiology at a tertiary care center from 1999 to 2001. Am J Kidney Dis, 2005, 45: 96-101.

[3] Goldstein SL, Devarajan P. Progression from acute kidney injury to chronic kidney disease: A pediatric perspective: An invited review for Advances in Chronic Kidney Disease. Adv Chronic Kidney Dis, 2008, 15: 278-283.

[4] Walters S, Porter C, Brophy PD. Dialysis and pediatric acute kidney

injury: choice of renal support modality. Pediatr Nephrol, 2009, 24: 37-48.

[5] McNiece KL, Ellis EE, Drummond-Webb JJ, et al. Adequacy of peritoneal dialysis in children following cardiopulmonary bypass surgery. Pediatr Nephrol, 2005, 20: 972-976.

[6] Available online: http://www.kidneyatlas.org

第三十六章　超滤及透析

指征及模式

- 纠正水负荷。
- 清除体内超过肾脏的所能负担的大量水分，确保治疗液如肠外营养等的输注。
- 清除过量的电解质。
- 纠正酸碱内环境的紊乱，包括先天性代谢异常，特别是代谢性酸中毒。
- 肝衰竭（但超滤及透析不能代替肝脏功能！）。
- 一旦肾衰或高度异化状态，清除尿素和其他代谢废物。
- 清除摄入的毒物、药物或脓毒血症毒素。
- 最常应用持续静脉超滤（CVVH或CVVHF）或持续静脉透析滤过（CVVHDF）。CVVHF过滤决定于血流速率[目标是3~5 mL/（kg·min）]、变化的过滤器胶体渗透压和TMP、前稀释液（降低尿素氮/肌酐的清除）以及筛选系数（某个分子在滤液浓度与血浆浓度的比值：如尿素氮=1，白蛋白=0）。滤液是被糖/电解质溶液（置换液）替换了。在CVVHDF模式中，小、中分子的清除通过对流的透析液流速（弥散）加强了（图36-1）。

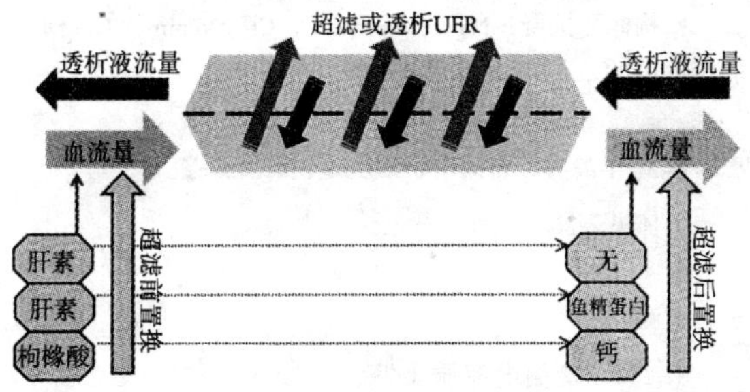

图36-1 透析滤过简图

抗凝

• 肝素（具体见第六十四章**ECMO**）/抗凝，目标ACT为160~180 s。

• 肝素/鱼精蛋白：超滤前每100 U肝素超滤后需1 mg鱼精蛋白拮抗。

• 枸橼酸：每30 mL血流用1 mL枸橼酸，超滤前目标血液中的Ca^{2+}<0.4 mmol/L，超滤后血液中的Ca^{2+}>1.2 mmol/L（注意血液中Mg^{2+}浓度，枸橼酸堆积→酸中毒）。

透析液

• 非枸橼酸抗凝：Na^+ 140 mmol/L，Ca^{2+} 2 mmol/L，Mg^{2+} 0.5 mmol/L，Cl^- 110 mmol/L，HCO_3^- 32 mmol/L，乳酸3 mmol/L。

• 非枸橼酸抗凝和不含乳酸：Na^+ 140 mmol/L，Ca^{2+} 1.75 mmol/L，Mg^{2+} 0.5 mmol/L，Cl^- 113.5 mmol/L，HCO_3^- 35 mmol/L，K^+ 4 mmol/L，葡萄糖5 mmol/L。

• 枸橼酸抗凝：Na^+ 136 mmol/L，Cl^- 106 mmol/L，枸橼酸10 mmol/L，柠檬酸2 mmol/L。

患者体重/年龄与导管大小、血流量、血液滤器

具体见表36-1。

患者监测

• 每4 h检测电解质（糖，Na^+，K^+，Cl^-，HCO_3^-，Ca^{2+}），如果异常的话第一个4 h要每小时检测。

• 每两天检测血液中的镁和磷酸。

• 每小时液体平衡量=每小时静脉液体量+每小时肠内喂养量-尿量-隐性丢失量-引流液-每小时透析清除液（表36-2）。

表36-1　患者体重/年龄与导管大小、血流量、血液滤器简表

患者体重或年龄	导管大小	通常的血流速率	推荐的最大血流量	血液滤器
<3 kg	5.0F	5 mL/（kg·min）	50 mL/min	HF20；滤液 200~300 mL/h
<8 kg	6.5F	5 mL/（kg·min）	75 mL/min	HF20；滤液 200~300 mL/h
10~15 kg	8.0F	5 mL/（kg·min）	150 mL/min	ST60；滤液 900~1 400 mL/h
>15 kg	11F	5 mL/（kg·min）	300 mL/min	ST100；滤液 6 000 mL/h
成人	14F	5 mL/（kg·min）	2 000 mL/min	ST150；滤液 6 000 mL/h

血流量/滤液流量之比的目标值总是>5:1！

表36-2　透析滤过模式间的区别

模式	临床使用	QDF（弥散）	UFR（对流）	QRF	总清除率
SCUF	脱水	Nil	=滤过流量	Nil	UFR
CVVH	清除率决定于TMP，QBF，筛选分数	Nil	=滤过流量	=QRF	UFR
CVVHD	清除率决定于QBF，QDF	QDF	=QDF+UFR（小）	Nil	QDF+UFR（小）
CVVHDF	增加了小、中分子物质的清除	QDF	=QDF+UFR	=QRF	QDF+UFR

SCUF：缓慢连续性超滤；CVVH：连续性静静脉血液滤过；CVVHD：连续性静静脉血液透析；CVVHDF：连续性静静脉血液透析滤过；TMP：跨膜压；QDF：溶质清除率；UFR：超滤率；QRF：替换率；QBF：血流率；Nil：没有数据。

腹膜透析

如流入20 min，保留20 min，流出20 min。

- 想改善超滤率（UFR）：增加透析液的葡萄糖浓度或者周期的频率或者透析液的容量。
- 增加溶质清除率（QDF）；增加透析液的容量。对K^+和尿素氮来说，增加周期频率。对于H_3PO_4来说，减少周期频率。

参考文献

[1] Sutherland SM, Alexander SR. Continuous renal replacement therapy in children. Pediatr Nephrol, 2012, 27: 2007-2016.

[2] Goldstein SL. Continuous renal replacement therapy: mechanism of clearance, fluid removal, indications and outcomes. Curr Opin Pediatr, 2011, 23: 181-185.

[3] Oudemans-van Straaten HM, Kellum JA, Bellomo R. Clinical review: anticoagulation for continuous renal replacement therapy—heparin or citrate? Crit Care, 2011, 15: 202.

第三十七章　三碘甲状腺原氨酸在心脏手术中的应用

定义

婴幼儿和儿童在体外循环术后三碘甲状腺原氨酸（T3）的水平下降。低T3浓度与PICU先天性心脏病术后患者的康复是相关的。T3是安全的，并已在<5个月的婴儿中证明是有临床受益的。在体外循环之前及之后给予T3，与安慰剂组相比较，T3降低了呼吸机的使用时间及对正性肌力药的需求，并改善心功能。

患者的选择

体外循环下行先天性心脏病手术治疗的、月龄<5个月的婴儿。

T3治疗策略

- 在CPB前立即给予0.4 μg/kg。
- 主动脉阻断撤离时给予0.4 μg/kg。
- 主动脉阻断撤离后3 h 0.2 μg/kg。
- 主动脉阻断撤离后6 h 0.2 μg/kg。

- 主动脉阻断撤离后9 h 0.2 μg/kg。

“金盾三碘甲状腺原氨酸”（每小瓶20 μg，每瓶$200）在使用前不需要冰箱保存，更便宜但保质期更短。“Thyrotardin-注射”需要冰箱保存，应该只有在“T3”缺乏时才能应用。

开瓶后在24 h之内可以给患者多次给药，但必须保存在冰箱里。

T3监测

为了促进对T3药理学的理解以及疗效保证，必须常规监测T3的浓度。请仅仅常规查“FT3”，**不要查其他甲状腺激素，除非有特殊的指征**。

根据以下几条，要求“FT3”与其他常规的血液检测一起进行：

- 计划使用T3的婴儿，术前检测；
- 在手术室应用第一剂T3前检测；
- 入PICU后的第一次血液常规检测；
- 术后第1天常规晨间血液检测；
- 术后第2天常规晨间血液检测。

参考文献

[1] Bartkowski R, Wojtalik M, Korman E, et al. Thyroid hormones levels in infants during and after cardiopulmonary bypass with ultrafiltration. Eur J Cardiothorac Surg, 2002, 22: 879-884.

[2] Plumpton K, Haas NA. Identifying infants at risk of marked thyroid suppression post-cardiopulmonary bypass. Intensive Care Med, 2005, 31: 581-587.

[3] Plumpton KR, Anderson BJ, Beca J. Thyroid hormone and cortisol concentrations after congenital heart surgery in infants younger than 3 months of age. Intensive Care Med, 2010, 36: 321-328.

[4] Portman MA, Slee A, Olson AK, et al. Triiodothyronine supplementation in infants and children undergoing cardiopulmonary bypass (TRICC): a multicenter placebo-controlled randomized trial: age analysis. Circulation, 2010, 122: S224-S233.

第四部分

心脏缺陷

第三十八章　左冠状动脉异常（ALCAPA）

定义

左冠状动脉异常（ALCAPA）起源于肺动脉（图38-1）；也被称为Bland-White-Garland综合征；如果不进行治疗病死率100%。ALCAPA：占所有的先天性心脏缺陷的0.2%~0.5%。发病率：1/300 000；右冠状动脉异常（ARCAPA）可能起源于肺动脉。

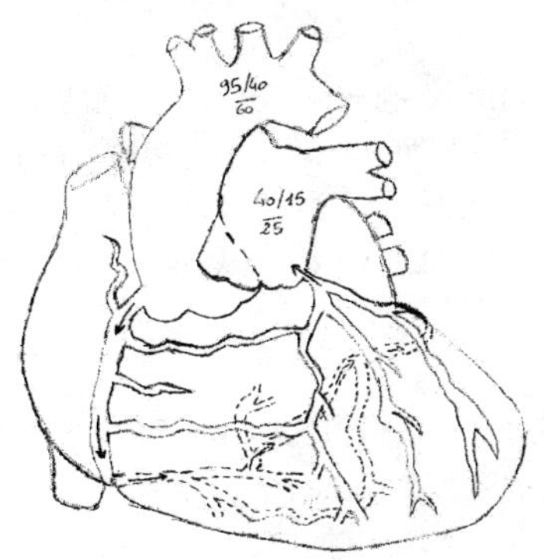

图38-1　左冠状动脉异常起源

病理生理

在婴幼儿时期的高PVR支持适当的LCA灌注压；当PVR下降→从LCA窃血→心肌缺血，乳头肌梗死，二尖瓣返流（MR）（左侧冠状动脉血流量依赖于侧枝和扩张的右冠状动脉）。

诊断

开始发病年龄一般为6月~1岁，伴有体重增加缓慢，运动耐量下降，充血性心力衰竭，ECG异常（Q波、负向T、倒置T、左心室肥厚、心肌梗死），心脏彩超（Echo）异常[LCA逆向血流、MPA舒张期血流、左室功能不全、室壁运动异常（WMA）、心肌梗死、二尖瓣返流]，血管造影异常。

术前管理

治疗充血性心力衰竭。

术前准备

ECG、胸片、心脏超声（CUS）、全血检查（FBE）、凝血、尿素氮&肌酐（U&C）、电解质、PRBC（4个单位）、FFP（2个单位）、血小板（2个单位）、冷沉淀（2个单位）。新生儿术前12和6 h予甲基强的松隆10 mg/kg。

手术

左冠状动脉异位于肺动脉（ALCAPA）切除和主动脉再植术（直接或隧道-Takeuchi术），二尖瓣成形只有在结构异常时考虑。

术后处理

具体见**TGA**。

- 保持插管，机械通气，予以镇静和肌松24~48 h。
- 正性肌力药：米力农加用多巴胺或肾上腺素（加用去甲肾上腺素，新生儿的目标MAP>40 mmHg），目标为维持适当的冠状动脉灌注压。
- 血流动力学：根据年龄调整，新生儿SBP>60 mmHg，DBP>30 mmHg，MAP>40 mmHg，随着年龄的增长血压逐渐增高，中心静脉压（CVP）8~12 mmHg，左房压（LAP）8~12 mmHg）。
- 呼吸系统：保持正常血氧饱和度、正常血CO_2分压。
- 液体限制：1 mL/（kg·h）。
- 止血。

特别问题

- 低CO（最常见）：保持肌松，24 h内不要减停正性肌力药物）→早期进行机械辅助通气（具体见**低CO**）。
- 冠状动脉解剖的问题（查ECG、肌钙蛋白）→早期检查（Echo，导管造影）。
- 冠状动脉痉挛：使用硝酸甘油5~10 μg/（kg·min）。
- 心律失常：室上性心动过速（SVT）（腺苷、地高辛），交界性异位心动过速（JET）（缓慢静脉滴注胺碘酮），心动过缓（起搏），房室传导阻滞（起搏）（具体见**心律失常**）。
- 二尖瓣关闭不全：功能磁共振，治疗根本原因，纠正心律失常，降低SVR。
- 低尿量：开始腹膜透析。

结果

ICU平均住院时间8 d。30 d内病死率高达20%；手术后1年内心脏功能恢复正常。

参考文献

[1] Gasul BM, Loeffler F. Anomalous origin of the left coronary artery from the pulmonary artery (Bland-White-Garland syndrome) report of four cases. Pediatrics, 1949, 4: 498-507.

[2] Ojala T, Salminen J, Happonen JM, et al. Excellent functional result in children after correction of anomalous origin of left coronary artery from the pulmonary artery—a population-based complete follow-up study. Interact Cardiovasc Thorac Surg, 2010, 10: 70-75.

[3] Kazmierczak PA, Ostrowska K, Dryzek P, et al. Repair of anomalous origin of the left coronary artery from the pulmonary artery in infants. Interact Cardiovasc Thorac Surg, 2013, 16: 797-801.

[4] Kudumula V, Mehta C, Stumper O, et al. Twenty-year outcome of anomalous origin of left coronary artery from pulmonary artery: management of mitral regurgitation. Ann Thorac Surg, 2014, 97: 938-944.

第三十九章　房间隔缺损（ASD）

定义

发病率：约为100/100 000。房间隔缺损可单独出现或合并其他心脏畸形，如原发孔（单独出现房间隔缺损者约为15%，总体发病率为30%）、继发孔（50%~70%）、右肺静脉和房间隔之间的静脉窦型（10%）、冠状静脉窦缺损和卵圆孔未闭（<3 mm的继发孔型）（图39-1）。

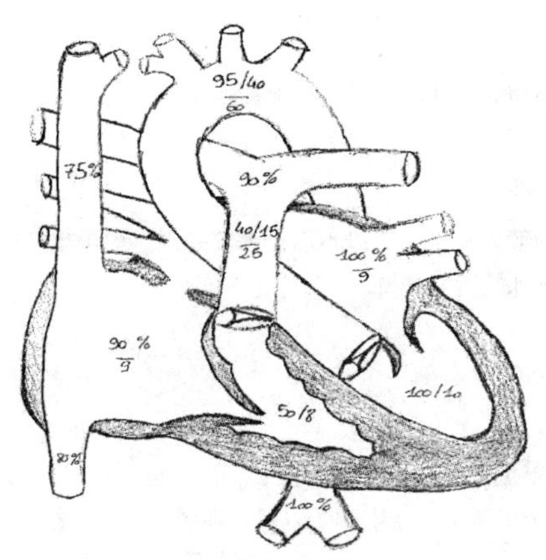

图39-1　房间隔缺损

病理生理

通常通过缺损从左向右分流，然而，这依赖于缺陷的大小和心室的顺应性。某些情况下可以逆转为从右至左分流：肺动脉闭锁、肺动脉高压、肺血管梗阻症、三尖瓣闭锁、重度三尖瓣下移畸形。慢性左向右分流逐渐导致容量负荷，以及RA，RV压力负荷过重→心室内顺应性削弱→高肺血流量、肺动脉压力升高（更常见于青少年）、心排量下降。

临床表现

单发的ASD通常在儿童期无症状。最有可能的临床表现是生长迟滞伴2~3/6级上段胸骨左缘处最响的收缩早期杂音伴或不伴明显分裂肺动脉区第二心音（P2）。胸片通常没有特异性，可能显示心影增大。ECG可显示电轴右偏与右心室肥厚的迹象，也可显示V1 rsR右束支传导阻滞。

诊断

超声心动图、MRI（静脉窦缺损）。

术前管理

一般无症状，所以不需要术前处理。如果生长迟滞可能需要额外的营养支持。

术前准备

ECG、胸片、CUS、FBE、凝血、U&C、电解质、PRBC（4个单位）、FFP（2个单位）、血小板（2个单位）、冷沉淀（2个单位）。新生儿予以甲基强的松龙。

手术

利用心包或涤纶补片关闭缺损。如果缺损小可以进行直接关闭（缝合）。由于是心内操作，需要体外循环（CPB）。

经皮修补

使用一些设备，不需要CPB，术后很少需要入PICU。

时机

卵圆孔未闭（PFO）和小ASD只需要观察。大多数小的（<6 mm）单发的ASD，2岁前自发关闭。Qp:QS>2:1（大的左向右分流）或者如果有一定的右心室肥厚（RVH）通常要关闭ASD。可逆肺动脉高压是另一个考虑因素。Qp:QS值一般可通过心导管获得。

术后处理

- 通常从手术室返回PICU后4 h拔管。患者术后当晚不安宁较常见。
- 正性肌力药：通常不需要。
- 血流动力学：根据年龄调整（新生儿：SBP>60 mmHg，MAP>40 mmHg，随着年龄增加血压逐渐增高；CVP 8~12 mmHg）。
- 呼吸系统：保持正常血氧饱和度，正常血二氧化碳浓度。
- 液体限制：1 mL/（kg·h），早期喂养。
- 止血。

特别问题

- 问题较少见。
- 心包积液/心包填塞：2%~5%。
- 外科患者心律失常：10%~30%。
- 封堵术后传导阻滞：约2%（考虑皮质激素/阿司匹林）。
- 封堵术后栓塞：2%~6%。

结果

长期生存率>95%。手术与经皮修补之间的差异很小。

参考文献

[1] Kiegman RM, Stanton BF, St. Geme JW, et al. Nelson's Textbook of Pediatrics. 18th Edition. Elsevier Science, 2007.

[2] Vick W, Bezold L, Fulton D, et al. Management and Outcome of Isolated Atrial Septal Defects in Children. UpToDate, 2010.

[3] Radzik D, Davignon A, van Doesburg N, et al. Predictive factors for spontaneous closure of atrial septal defects diagnosed in the first 3 months of life. J Am Coll Cardiol, 1993, 22: 851-853.

[4] Weigers S, St John Sutton M, Graham Jr T, et al. Devices for percutaneous closure of a secundum atrial septal defect. UpToDate, 2007.

[5] Qureshi AM, Latson LA. Recent advances in closure of atrial septal defects and patent foramen ovale. F1000 Med Rep, 2010, 2. pii: 8.

[6] Chan KC, Godman MJ, Walsh K, et al. Transcatheter closure of atrial septal defect and interatrial communications with a new self expanding nitinol double disc device (Amplatzer septal occluder): multicentre UK experience. Heart, 1999, 82: 300-306.

[7] Al-Anani SJ, Weber H, Hijazi ZM. Atrioventricular block after transcatheter ASD closure using the Amplatzer septal occluder: risk factors and recommendations. Catheter Cardiovasc Interv, 2010, 75: 767-772.

[8] Geva T, Martins JD, Wald RM. Atrial septal defects. Lancet, 2014, 383: 1921-1932.

第四十章　房室间隔缺损（AVSD，AVC）

定义

房室间隔缺损（AVSD，AVC）也被称为心内膜垫缺损（心内膜垫的胚胎缺陷）（图40-1）。完全型AVSD特点是原发孔房间隔缺损（AVSD）、流入部室间隔缺损和共同房室瓣（占先心病的3%，是最常见与21三体综合征相关的先天性疾病）。部分AVSD由一个原发孔ASD和TV/MV瓣裂组成。完全型病变根据Rastelli分类分为A，B和C型。不平衡的AVSD形式：共同AV瓣向更大的心室打开为主，对侧心室发育不良。相关缺陷：降落伞二尖瓣、TOF、左室流出道梗阻（LVOTO）、PDA。非心脏缺陷：具体见第四十九章**内脏异位综合征**。

病理生理

AVSD的分流与ASD和VSD各自的分流保持一致，通常是左向右。分流程度受以下因素影响：共同的AV瓣是左侧还是右侧优势型，MR/TR或MS/TS程度和AV连接类型，如左心室双入口（DILV）。可伴有以下情况：副瓣组织所

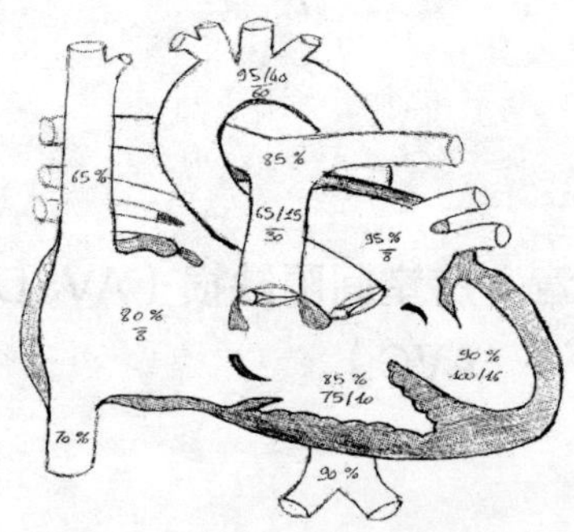

图40–1　房室间隔缺损

致LVOTO、房室传导异常、左房室瓣返流。在21三体综合征中，肺血管疾病的发生较早，往往意味着需要较早手术修复。

临床表现

部分型AVSD类似ASD表现。完全型通常出现生长迟滞，反复呼吸道感染±充血性心力衰竭。胸骨左下缘3~4/6级全收缩期杂音。相对性TS/MS可闻及舒张中期隆隆样杂音。可见收缩期震颤和心前区搏动增强。胸片显示心脏扩大；完全型AVSD：肺血管纹理增粗。可能有PA突出。心电图：右室肥厚和右束支传导阻滞。可能有1度房室传导阻滞和左室肥厚。QRS电轴左偏。

诊断

超声心动图[左侧房室瓣（LAVV）/右侧房室瓣（RAVV）比值]和心导管。

术前管理

利尿药可以用来治疗充血性心力衰竭。可能受益于ACE抑制剂。深入细致的经胸超声评估共同房室瓣的形态以及桥瓣（Rastelli分型）。

术前准备

ECG、胸片、CUS、FBE、凝血、U&C、电解质、PRBC（4个单位）、FFP（2个单位）、血小板（2个单位）、冷沉淀（2个单位）。新生儿予甲基强的松龙。

手术

单片或双片法。单片法通过将共同房室瓣叶直接缝合至室间隔嵴关闭VSD并修补瓣叶，然后应用涤纶补片修补ASD。双片法分别使用两片涤纶补片修补两个间隔缺损，然后单独修复瓣叶。争论的另一点是是否应关闭瓣裂，以形成2个瓣叶而非3个瓣叶。文献倾向于在不造成狭窄的前提下尽可能关闭瓣裂。

时机

一般发生于出生后6~12个月，大多数手术时间为出生后3~6个月，以减少肺动脉高压的发生。

术后处理

具体见第五十七章**大动脉转位**。

- 保持气管插管、机械通气，予以镇静和肌松药物24 h。
- 正性肌力药：米力农加多巴胺或肾上腺素（加去甲肾

上腺素）。

• 血流动力学：根据年龄调整（新生儿SBP>60 mmHg，MAP>40 mmHg，随着年龄增加血压可逐渐增高，LAP 8~12 mmHg，CVP 8~12 mmHg）。

• 呼吸系统：保持正常血氧饱和度、正常血二氧化碳浓度。

• 液体限制：1 mL/（kg·h），营养性喂养。

• 止血。

特别问题

• 具体见第三十四章**肺动脉高压**，尤其是之前有肺血管疾病的患儿。

• 术后肺静脉梗阻（术后早期）→检查左房室瓣返流→如果血压允许，降低后负荷。

• 心律失常：室上性心动过速（SVT）、交界性异位心动过速（JET）、心动过缓（起搏）、房室传导阻滞（起搏）（具体见第十九章**心律失常和起搏**）。

• 低尿量：启动PD。

• 左心房室瓣关闭不全是这类患儿再次手术最常见的原因。

结果

长期生存率非常好，80%~95%。一些论文提示21三体综合征治疗后死亡率目前为0%。这种病未手术的自然存活率只有4%。平衡型AVSD伴有基因异常（40%~60%）有较高的病死率；不平衡AVSD较少合并有基因异常，病死率较低（10%）。

参考文献

[1] Kiegman RM, Stanton BF, St. Geme JW, et al. Nelson ' s Textbook of Pediatrics. 18th Edition. Elsevier Science, 2007.

[2] Park MK. Pediatric Cardiology for Practitioners (5th Edition). Elsevier Health Science, 2011.

[3] Craig B. Atrioventricular septal defect: from fetus to adult. Heart, 2006, 92: 1879-1885.

[4] Calabrò R, Limongelli G. Complete atrioventricular canal. Orphanet J Rare Dis, 2006, 1: 8.

[5] Minich LL, Atz AM, Colan SD, et al. Partial and transitional atrioventricular septal defect outcomes. Ann Thorac Surg, 2010, 89: 530-536.

[6] Beaton AZ, Pike JI, Stallings C, et al. Predictors of repair and outcome in prenatally diagnosed atrioventricular septal defects. J Am Soc Echocardiogr, 2013, 26: 208-216.

[7] Buratto E, McCrossan B, Galati JC, et al. Repair of partial atrioventricular septal defect: a 37-year experience. Eur J Cardiothorac Surg, 2015, 47: 796-802.

第四十一章　B–T分流术（BTS）或改良BTS（MBTS）

定义

BTS：横断锁骨下动脉或无名动脉，与肺动脉直接吻合；MBTS：从锁骨下动脉或无名动脉到同侧肺动脉用Gore-Tex人工血管搭桥以增加肺血流（图41-1）。

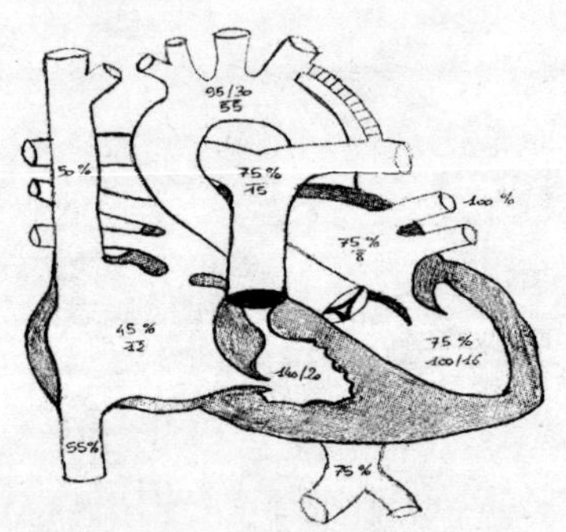

图41-1　改良B–T分流术

适应证

法洛四联症（TOF）、三尖瓣闭锁（TA）、肺动脉闭锁/室间隔完整（PA/IVS）、Ebstein畸形、左心发育不良（HLHS）。提供足够的但不能过度的肺血流量，从而最大限度地减少充血性心力衰竭和肺动脉高压的风险。

治疗目标

目标为循环平衡（血氧饱和度75%~85%，目标Qp:QS=1:1）。

术后处理

- 一旦没有明显出血即开始使用肝素10 U/（kg·h）。
- 一旦开始进食，即可在术后第1天开始服用阿司匹林（5 mg/kg），如无中心静脉导管，停用肝素。
- 使用吗啡镇静，顺阿曲库铵肌松12 h，直到肺部和全身血流量已平衡（在交班计划中专门讨论）。
- 呼吸系统：保持血氧饱和度75%~85%，可能需要一段时间来稳定肺血流量和获得稳定的血氧饱和度。
- 正性肌力药：通常不需要。
- 血流动力学：新生儿：SBP>60 mmHg，MAP>40 mmHg，随着年龄的增长血压逐渐增加，LAP 8~12 mmHg，CVP 8~12 mmHg。
- 液体限制：3 mL/（kg·h），避免低血容量，营养性喂养，止血；血红蛋白130~150 g/L。

特别问题

- 前列腺素输注应缓慢减停，尤其是使用超过48 h的婴幼儿。

• 低舒张压通常表明良好的分流量（但有降低冠状动脉灌注压和内脏低灌注的风险）。

• 如果血氧饱和度低，要排除分流管堵塞（是否有心脏杂音变化？Echo检查→肝素50 U/kg，告知外科医生），低血容量（静脉推注扩容），低血压（静脉推注扩容和/或强心药），心排出量不足以及B–T分流管内径的大小。

• 如果高血氧饱和度伴有肺循环过度导致肺水肿（单侧）可能提示分流量太大或PDA未结扎：若仍插管，降低吸入氧浓度（FiO_2）为0.21，允许轻度高碳酸血症，纠正低血容量，增加血红蛋白，必要时结扎动脉导管，如果可行，尝试拔管，无创通气支持心排量。

参考文献

[1] Nichols DG, Ungerleiden RM, Spevak PJ, et al. Critical Heart Disease in Infants and Children 2nd Edition. C. V. Mosby, 1988.

[2] Yuan SM, Shinfeld A, Raanani E. The Blalock-Taussig shunt. J Card Surg, 2009, 24: 101-108.

[3] Petrucci O, O'Brien SM, Jacobs ML, et al. Risk factors for mortality and morbidity after the neonatal Blalock-Taussig shunt procedure. Ann Thorac Surg, 2011, 92: 642-651.

[4] Thomas VT (originally published as Pioneering Research in Surgical Shock and Cardiovascular Surgery: Vivien Thomas and his work with Alfred Blalock). Partners of the Heart: Vivien Thomas and his work with Alfred Blalock. Pennsylvania: University of Pennsylvania Press, 1985.

[5] Holtby HM. Anesthetic considerations for neonates undergoing modified Blalock-Taussig shunt and variations. Paediatr Anaesth, 2014, 24: 114-119.

第四十二章　中央分流

定义

升主动脉和肺动脉主干之间采用膨体聚四氟乙烯人工血管（PTFE）建立分流。

参考文献

[1] Watterson KG, Wilkinson JL, Karl TR, et al. Very small pulmonary arteries: central end-to-side shunt. Ann Thorac Surg, 1991, 52: 1132-1137.

第四十三章　SANO分流

定义

右心室到肺动脉分流术，试图克服体肺动脉分流术带来的问题（舒张期径流、低冠状动脉灌注压）；事实上在最初72 h舒张压更高，12个月后的死亡率没有差异。

参考文献

[1] Sano S, Ishino K, Kawada M, et al. Right ventricle-pulmonary artery shunt in first-stage palliation of hypoplastic left heart syndrome. J Thorac Cardiovasc Surg, 2003, 126: 504-509.

[2] Yuan SM, Shinfeld A, Raanani E. The Blalock-Taussig shunt. J Card Surg, 2009, 24: 101-108.

[3] Cua CL, Thiagarajan RR, Gauvreau K, et al. Early postoperative outcomes in a series of infants with hypoplastic left heart syndrome undergoing stage I palliation operation with either modified Blalock-Taussig shunt or right ventricle to pulmonary artery conduit. Pediatr Crit Care Med, 2006, 7: 238-244.

[4] Ohye RG, Sleeper LA, Mahony L, et al. Comparison of shunt types in the Norwood procedure for single-ventricle lesions. N Engl J Med, 2010, 362: 1980-1992.

第四十四章　主动脉缩窄（CoA）

定义

CoA主要是指主动脉弓梗阻性异常（图44-1）。由Amato等分为3类：

1）主动脉缩窄伴或不伴PDA（①有VSD，②有其他畸形）；

2）主动脉缩窄且峡部发育不良，伴或不伴PDA（①有

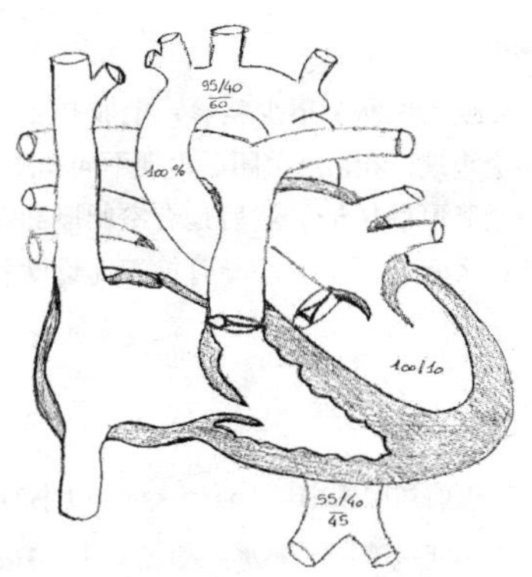

图44-1　主动脉缩窄

VSD，②有其他畸形）；

3）主动脉缩窄且峡部管状发育不良，伴或不伴PDA（①有VSD，②有其他畸形）。

CoA占所有先心病的5%~8%。发病率：4:10 000。位置：近端主动脉缩窄距左锁骨下动脉≤10 mm。横弓发育不全（TAA）：TAA直径:降主动脉直径（膈肌水平）<0.6。遗传相关：13和18三体综合征。Shone's综合征：主动脉缩窄、瓣上MS、降落伞MV和主动脉瓣下狭窄。

病理生理

当PDA关闭→左心室后负荷急剧上升→CO降低，LVEDP增加→充血性心力衰竭（CCF）（极端情况：心肌缺血），PFO和VSD（如果存在）分流逆转→PBF增加→严重的CCF伴体循环低血压；在年龄较大的儿童若梗阻轻，生理变化较轻→左室肥厚和主动脉侧支形成。

诊断

在新生儿期（PDA）很少就诊：上肢高血压通常在出生后5 d内不会出现，在PDA关闭后出现不同程度CCF。ECG表现：左心室肥厚的体征，然后是右室肥厚和左室肥厚。胸片：心脏扩大和肺充血。心导管检查（诊断和介入），MRI。

术前管理

- 首先使用前列腺素E1[20 ng/（kg·min）]，以维持全身灌注。插管并镇静以降低耗氧量。通气不足以提高PVR并降低SVR。

- PDA开放和/或存在VSD时，维持平衡循环（目标血氧饱和度75%~85%）。
- 在低CO时可能需要多巴胺[5~10 μg/（kg·min）]、多巴酚丁胺[5~10 μg/（kg·min）]或肾上腺素[0.02~0.1 μg/（kg·min）]以维持稳定（具体见第二十九章**低心排出量综合征**）。
- 液体复苏要谨慎（梗阻性病变，非低血容量）。
- 年长患儿：用β受体阻滞剂治疗高血压[如心得安1.5 mg/（kg·d）口服或美托洛尔为0.1 mg/kg静脉注射或艾司洛尔静脉注射]。

术前准备

ECG、胸片、CUS、FBE、凝血、U&C、电解质、FISH、PRBC（4个单位）、FFP（2个单位）、血小板（2个单位）、冷沉淀（2个单位）。新生儿术前12和6 h给予甲基强的松龙10 mg/kg，动脉通道置于右上肢。

手术

切除狭窄段，端端或端侧吻合、补片扩大、锁骨下动脉片主动脉成形或扩大切除直接吻合。人工血管用于年长患儿或青少年。在一些选定的病例中可以采用血管成形术（球囊）或支架植入。

术后处理

- 术前高PBF的患者保持插管、机械通气，镇静和肌松24 h；部分患者可在4 h内拔管。

- 正性肌力药：米力农加多巴胺或肾上腺素。
- 血流动力学：根据年龄调整，新生儿SBP>60 mmHg，但<80 mmHg，MAP>40 mmHg；预防高血压（SNP或艾司洛尔输注）（具体见第十八章**正性心肌药及血管扩张药**）。
- 呼吸系统：保持正常血氧饱和度、正常血二氧化碳浓度。
- 液体限制：1 mL/（kg·h）。营养性喂养。
- 止血，血红蛋白120~140 g/L。
- 保持正常体温。

特别问题

- 急性高血压（由于手术过程中交感神经刺激去甲肾上腺素释放增加）：SNP或艾司洛尔输注。
- 缩窄切除术后综合征：高血压、腹痛、肠梗阻（术后2~3 d）→降压治疗。
- 肺动脉高压，如果术前高PBF（VSD或ASD）（具体见第三十四章**肺动脉高压**）。
- 胸导管损伤（具体见第二十七章**乳糜胸**）。
- 喉神经损伤。
- 脊髓损伤（脊髓前动脉）发生率：0.4%~1.5%。
- 动脉瘤扩张（达35%）。

结果

围手术期死亡率：孤立CoA<1%，CoA并VSD 5%~7%，CoA并左心发育不良综合征（HLHS）或其他疾病高达50%。再次出现CoA的发生率：5%~50%。30%需要长期降压治疗。30年后长期生存率为80%。球囊血管成形术造成的主动脉壁

损伤随着时间推移，高达40%（夹层、动脉瘤），支架植入术可达7%。支架植入术后需要更多的再次干预。

参考文献

[1] Nichols DG, Ungerleiden RM, Spevak PJ, et al. Critical Heart Disease in Infants and Children 2nd Edition. C. V. Mosby, 1988.

[2] Gillett C, Wong A, Wilson DG, et al. Underrecognition of elevated blood pressure readings in children after early repair of coarctation of the aorta. Pediatr Cardiol, 2011, 32: 202-205.

[3] Brown JW, Ruzmetov M, Hoyer MH, et al. Recurrent coarctation: is surgical repair of recurrent coarctation of the aorta safe and effective? Ann Thorac Surg, 2009, 88: 1923-1930.

[4] Tanous D, Benson LN, Horlick EM. Coarctation of the aorta: evaluation and management. Curr Opin Cardiol, 2009, 24: 509-515.

[5] Gray RG, Tani LY, Weng HY, et al. Long-term follow-up of neonatal coarctation and left-sided cardiac hypoplasia. Am J Cardiol, 2013, 111: 1351-1354.

[6] Forbes TJ, Kim DW, Du W, et al. Comparison of surgical, stent, and balloon angioplasty treatment of native coarctation of the aorta: an observational study by the CCISC (Congenital Cardiovascular Interventional Study Consortium). J Am Coll Cardiol, 2011, 58: 2664-2674.

第四十五章　右室双出口（DORV）

定义

大动脉位置异常，左室流出道和右室流出道的瓣膜区连接于右心室（主动脉骑跨>50%），存在VSD（主动脉瓣下占65%，肺动脉瓣下占25%），双关型（与主动脉及肺动脉均相关）占3%，无关型（与主、肺动脉无关）占7%，合并AVSD/内脏异位综合征，不同程度右室流出道梗阻。DORV占先天性心脏疾病的1.3%。

临床分型

临床表现各异，取决于VSD与大血管的位置关系，右室流出道梗阻及伴随畸形：

• VSD型DORV，主动脉瓣下或（双关型）VSD和轻度的瓣膜/瓣下肺动脉狭窄（PS）→高肺血流量（Qp）→充血性心衰（CCF）（具体见**VSD**）；

• 法洛四联征（TOF）型DORV，主动脉瓣下或（双关型）VSD和中度/重度的瓣膜/瓣下PS→低Qp→发绀、缺氧发作（具体见**TOF**）；

• 大动脉转位（TGA）型DORV，肺动脉下室间隔缺损和主动脉缩窄（50%的病例有，具体见**COA**）→非常高的

Qp→CCF（具体见**TGA**）；

- 无关型DORV的症状取决于伴随畸形。

诊断

Echo，MRT，CT。

术前管理

- 低Qp：开始使用前列腺素E1，即前列地尔[起始剂量20 ng/（kg·min）]以增加肺血流量，对于**TOF型DORV**可以考虑球囊瓣膜成形术、导管支架、右室流出道支架；**TGA型DORV**采用球囊房间隔造口术（BAS）。
- 高Qp与CCF：NIV、IPPV、地高辛、呋塞米（1 mg/kg可以用到Qid）、螺内酯（1 mg/kg，Bid），降低后负荷使用米力农0.25~0.5 μg/（kg·min）或卡托普利（0.1~2 mg/kg，Tid）。

术前准备

ECG、胸片、CUS、FBE、FISH、凝血、U&C、电解质、PRBC（4个单位）、FFP（2个单位）、血小板（2个单位）、冷沉淀（2个单位）。新生儿术前12和6 h予甲基强的松龙10 mg/kg。

手术

TOF型或VSD型或TGA型DORV采用双心室矫治，伴有瓣膜/瓣下PS的TGA型DORV采用Rastelli术、REV术、Metras改良术、Nikaidoh术（主动脉根部易位和双心室流出重建）。复杂DORV单心室手术采用Glenn，Fontan术。

术后处理

B–T分流、Glenn分流、Fontan循环，详细情况见相关章节。

特别问题

心律失常（房室传导阻滞）具体见第十九章**心律失常**。

结果

取决于临床表现、解剖表现和手术类型。与REV或Metras术相比较，Rastelli术似乎结果不佳。

参考文献

[1] Hu SS, Liu ZG, Li SJ, et al. Strategy for biventricular outflow tract reconstruction: Rastelli, REV, or Nikaidoh procedure? J Thorac Cardiovasc Surg, 2008, 135: 331-338.

第四十六章　Ebstein畸形

定义

右心室“房化”，三尖瓣隔瓣后瓣下移，并常见前瓣冗余（图46-1）。相关缺陷：ASD。患病率：Ebstein畸形占先天性心脏病的1%。发病率：（0.5~2.5）/100 000。

病理生理

临床表现各异，这取决于瓣叶的位置：TR，RV发育不

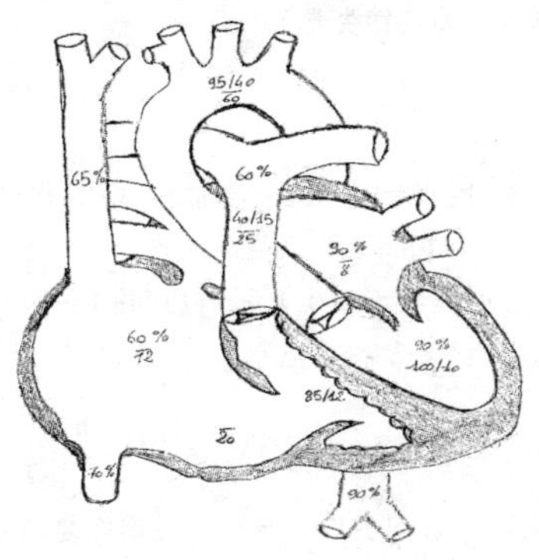

图46-1　Ebstein畸形

全，右室流出道梗阻（RVOTO），LV收缩、舒张功能障碍及相关缺陷。RA扩大和旁路途径诱发心律失常。紫绀，右→左分流。

诊断

Echo（Gose评分）、床旁胸片（CXR）（心脏扩大）。

鉴别诊断

异常腱索。

术前管理

- 新生儿：三尖瓣返流TR和右心室功能不全致CCF，开始使用前列腺素E1，即前列地尔[起始剂量20 ng/（kg·min）]以增加PBF，但大的PDA左→向右分流可引起全身灌注不足（肺动脉瓣返流PR致循环分流）→停止使用前列地尔。
- 青少年/成人：TR致右心脏衰竭（具体见第六十二章**心肌病**和第十九章**心律失常**）。

术前准备

ECG、胸片、CUS、FBE、凝血、U&C、电解质、PRBC（4个单位）、FFP（2个单位）、血小板（2个单位）、冷沉淀（2个单位）。新生儿术前12和6 h予甲基强的松龙10 mg/kg。

手术治疗

根据临床和解剖表现，选择三尖瓣修复的双心室方法

（瓣环成形±成形环）、三尖瓣置换术（机械或生物瓣）、折叠右心室房化部分、减少右心房成形。如果存在RVOTO则解除梗阻。单心室路径：体肺分流术，关或不关闭三尖瓣，一个半心室修补（具体见于第四十八章**Glenn术**及第四十七章**Fontan术**）。

术后处理

- 三尖瓣修复或置换：预计有右心室功能不全时，使用米力农[0.25~1 μg/（kg·min）]。心律失常的处理（具体见第十九章**心律失常**）。抗凝治疗：无明显出血即开始使用肝素10 U/（kg·h），增加肝素剂量进一步调整活化部分凝血活酶时间（APTT）至治疗水平。机械瓣患者使用维生素K拮抗剂维持INR 2.5~3.5，一旦稳定移除所有引流管。连续两天继续使用普通肝素直到INR>2.0（具体见**抗凝**）。
- 一个半心室修补具体见第四十八章**Glenn术**。
- Fontan手术具体见第四十七章**Fontan术**。

特别问题

- 心律失常（旁路途径！），具体见于第十九章**心律失常**。
- 三尖瓣返流（TR）。

结果

取决于临床表现、解剖表现和手术类型。

参考文献

[1] Paranon S, Acar P. Ebstein’s anomaly of the tricuspid valve: from fetus

to adult: congenital heart disease. Heart, 2008, 94: 237-243.

[2] Bove EL, Hirsch JC, Ohye RG, et al. How I manage neonatal Ebstein's anomaly. Semin Thorac Cardiovasc Surg Pediatr Card Surg Annu, 2009, 63-65.

[3] Davies RR, Pasquali SK, Jacobs ML, et al. Current spectrum of surgical procedures performed for Ebstein's malformation: an analysis of the Society of Thoracic Surgeons Congenital Heart Surgery Database. Ann Thorac Surg, 2013, 96: 1703-1709.

[4] Vouhé PR. Management of neonatal Ebstein's anomaly: towards a rational approach? Eur J Cardiothorac Surg, 2014, 45: 556.

第四十七章　Fontan术

（全腔静脉肺动脉吻合术，TCPC）

定义

在单心室生理中将肺循环和体循环血流隔离开；下腔静脉血流经心房内侧隧道或通过心外管道（心外Fontan循环）流入右侧肺动脉（RPA）（图47-1）。

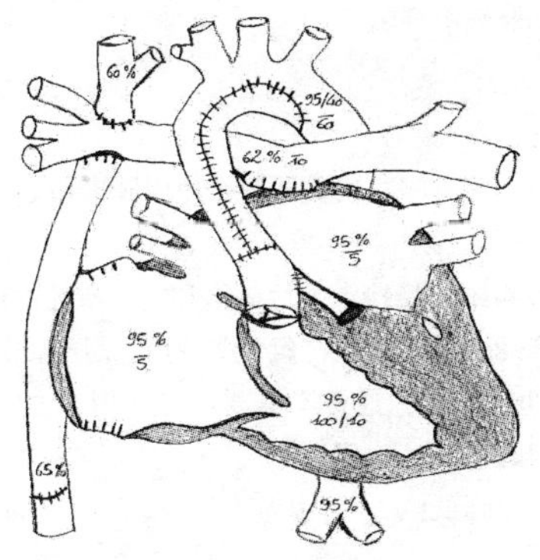

图47-1　Fontan循环

作用

- 更好的全身氧合；
- 降低体循环心室容量负荷；
- 可在房间隔开窗，以在术后获得足够的心排量。

术前准备

ECG、胸片、CUS、FBE、凝血、U&C、电解质、PRBC（4个单位）、FFP（2个单位）、血小板（2个单位）、冷沉淀（2个单位）。

Fontan手术候选患者的风险评估

- PVR升高（>4 wood单位或mPAP>15 mmHg）；
- 心室功能受损（EF<45%）；
- 心室舒张功能受损；
- AV瓣关闭不全（LVEDP>12 mmHg）；
- 小PA（McGoon比值）；
- 主动脉瓣下梗阻。

术后处理

- 抗凝：没有明显出血即开始使用肝素10 U/（kg·h），维生素K拮抗剂长期抗凝治疗（INR 2~3）。
- 呼吸系统：保持正常血氧饱和度，有孔的Fontan术后血氧饱和度>80%，正常血二氧化碳浓度，尽早拔管。
- 正性肌力药：通常不需要，可使用米力农，以减少PVR和SVR和改善心功能不全。
- 目标是降低PVR，早拔管！

- 液体限制：第1天2 mL/（kg·h），早期进食。
- 止血（如果稳定，予限制性输血策略）。
- 尽快移除任何SVC/CVL。

特别问题

- 胸腔积液→补充损失（全量/半量/四分之一量）。
- 低CO：低血容量（低CVP，低LAP）→容量。
- SVC/PA吻合梗阻（高CVP，低LAP）→Echo、血管造影。
- 高PVR（高CVP，低LAP）→降低PVR：NO（具体见第三十章**一氧化氮**）。
- 排除肺静脉梗阻（Echo）。
- 心功能不全（高CVP，高LAP）→由于舒张功能障碍较常见，开始使用低剂量米力农[0.25 μg/（kg·min）]，排除房室瓣关闭不全（Echo）。
- 持续低氧血症：开窗，低CO→Echo，低$SmvO_2$，无法识别的体循环异常连接→Echo、血管造影、肺部疾病。
- 全身静脉高压→胸水、腹水→早期置管引流；如果慢性高压，则导致蛋白丢失性肠病（PLE）。
- 心律失常→如果可行，避免强心剂、变时性药物支持，必要时AV顺序起搏（具体见第十九章**心律失常**）。

结果

- 围术期死亡率低（<2%）。
- 再次行Fontan术/翻修Fontan术死亡率较高（12%）。
- 1年后免于死亡或移植患者比例为80%，5年为77%，10年为75%，25年为54%。

• 严重并发症：快速型心律失常、血栓事件、蛋白丢失性肠病、塑型性支气管炎。

参考文献

[1] Nichols DG, Ungerleiden RM, Spevak PJ, et al. Critical Heart Disease in Infants and Children 2nd Edition. C. V. Mosby, 1988.

[2] Giglia TM, Humpl T. Preoperative pulmonary hemodynamics and assessment of operability: is there a pulmonary vascular resistance that precludes cardiac operation? Pediatr Crit Care Med, 2010, 11: S57-S69.

[3] Gewillig M, Brown SC, Eyskens B, et al. The Fontan circulation: who controls cardiac output? Interact Cardiovasc Thorac Surg, 2010, 10: 428-433.

[4] Gewillig M, Brown SC, Heying R, et al. Volume load paradox while preparing for the Fontan: not too much for the ventricle, not too little for the lungs. Interact Cardiovasc Thorac Surg, 2010, 10(2): 262-265.

[5] Deal BJ, Mavroudis C, Backer CL. Arrhythmia management in the Fontan patient. Pediatr Cardiol, 2007, 28: 448-456.

[6] Khairy P, Fernandes SM, Mayer JE Jr, et al. Long-term survival, modes of death, and predictors of mortality in patients with Fontan surgery. Circulation, 2008, 117: 85-92.

[7] Cholette JM, Rubenstein JS, Alfieris GM, et al. Children with single-ventricle physiology do not benefit from higher hemoglobin levels post cavopulmonary connection: Results of a prospective, randomized, controlled trial of a restrictive versus liberal red-cell transfusion strategy. Pediatr Crit Care Med, 2011, 12: 39-45.

第四十八章　Glenn术（双向腔静脉-肺动脉吻合术，BCPC）

定义

横断SVC，将SVC远心端吻合至RPA；半Fontan：将SVC和RA的共汇处吻合至RPA，IVC改道和冠状静脉窦通过ASD被隔入左房（图48-1）。

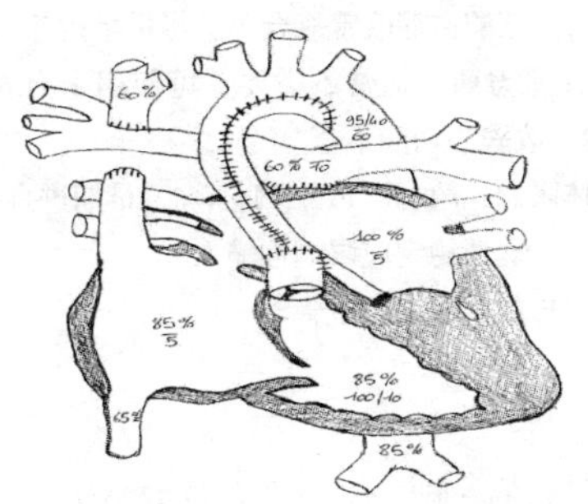

图48-1　Glenn术

作用

- 目标血氧饱和度75%~85%。
- LV（RV）前负荷和心输出量由下腔静脉血流维持。
- 通过SVC流量保持肺血流量。
- 跨肺压差=SVC（CVP）–LAP。

术前准备

ECG、胸片、CUS、FBE、凝血、U&C、电解质、PRBC（4个单位）、FFP（2个单位）、血小板（2个单位）、冷沉淀（2个单位）。

术后处理

- 没有明显出血即开始使用肝素10 U/（kg·h），当肠内喂养耐受后改为阿司匹林口服5 mg/（kg·d）。
- 呼吸系统：血氧饱和度75%~85%，可能需要一些时间来稳定肺血流量，从而获得稳定的血氧饱和度和正常血二氧化碳浓度（高碳酸血症改善氧合）。尽量早拔除气管插管。
- 正性肌力药：通常不需要，可使用米力农，以减少PVR和SVR，改善心功能不全。
- 液体限制：第1天2 mL/（kg·h），早期进食。
- 止血。病情稳定应限制性输血。
- 尽快移除所有中心置管。

特别问题

- 持续性低氧血症（血氧饱和度<70%）可能表明SVC-RPA吻合口的机械性梗阻。

• PVR升高导致低氧血症（跨肺压差增加>18 mmHg），如果气管插管，目标是可行时尽早拔除气管插管；尝试更高的氧浓度，维持pH值正常，尝试NO。**不要过度换气，可能导致脑血流量减少！**早期解除任何胸腔积液！

• LAP压上升（>12 mmHg）时，开始使用米力农，Echo检查心室功能、AV瓣是否关闭不全。

• 持续的肺静脉充血，检查SVC到左房是否存在异常连接。

• **因右向左分流，存在空气栓塞的危险**（IVC血液回流区域）。

结果

• 对于年龄小的患儿来说，是良好的减轻症状手术；但随着患儿的成长IVC血流增加→血氧饱和度下降（具体见第四十七章**Fontan**术）。

• 1½心室修补好处：在选定的患者中，PA的前向/搏动血流可防止肺动静脉瘘。

参考文献

[1] Nichols DG, Ungerleiden RM, Spevak PJ, et al. Critical Heart Disease in Infants and Children 2nd Edition. C. V. Mosby, 1988.

[2] Mavroudis C, Backer CL, Kohr LM, et al. Bidirectional Glenn shunt in association with congenital heart repairs: the 1(1/2) ventricular repair. Ann Thorac Surg, 1999, 68: 976-981.

[3] Shumacker, et al. Superior vena cava-pulmonary artery anastomosis. Arch Surg, 1963, 86: 101.

[4] Robicsek F, Temesvari A, Kadar RL. A new method for the treatment of

congenital heart disease associated with impaired pulmonary circulation; an experimental study. Acta Med Scand, 1956, 154: 151-161.

[5] Cholette JM, Rubenstein JS, Alfieris GM, et al. Children with single-ventricle physiology do not benefit from higher hemoglobin levels post cavopulmonary connection: Results of a prospective, randomized, controlled trial of a restrictive versus liberal red-cell transfusion strategy. Pediatr Crit Care Med, 2011, 12: 39-45.

[6] Ferns SJ, El Zein C, Multani K, et al. Is additional pulsatile pulmonary blood flow beneficial to patients with bidirectional Glenn? J Thorac Cardiovasc Surg, 2013, 145: 451-454.

第四十九章　内脏异位综合征

定义

心房位置不定，可分为无脾/多脾或右心耳异构/左心耳异构（两个形态学左心房→肺静脉连接到右心房）。发病率（1~4）/100 000。

病理生理

病理表现各异，这取决于亚型和相关的心脏缺陷。

- 右心房异构：RVOTO（90%，PA的20%），AV不一致，DORV，TGA，TAPVD，双侧窦房结，双侧右肺，无脾，肠旋转不良，纤毛功能障碍。
- 左心房异构：66%的患者通常伴有轻微的先天性心脏疾病（共同心房），平衡或不平衡的AVSD或TAPVD（具体见第四十章**房室间隔缺损**和第五十六章**完全性肺静脉异位回流**）、窦房结发育不全、双侧左肺、多脾。

诊断

Echo、腹部超声（胆道闭锁、十二指肠闭锁、无脾/多脾）、上消化道造影排除肠旋转不良。

术前准备

ECG、胸片、CUS、腹部超声、FBE、凝血、U&C、电解质、PRBC（4个单位）、FFP（2个单位）、血小板（2个单位）、冷沉淀（2个单位）。

术前管理

决定于潜在的病变。

手术治疗

根据临床和解剖表现择选双心室路径或单心室路径。单心室路径：中断伴奇静脉/半奇静脉异位连接（上腔静脉肺动脉吻合术，肝静脉回流到心房）时行Kawashima单心室减状手术（具体见第五十章**左心发育不良综合征**，第四十一章**B-T分流术**，第四十八章**Glenn术**、第四十七章**Fontan术**）。

结果

- 高死亡率（出生后第1年的死亡率：无脾>85%，多脾>50%）。
- Kawashima手术：肺动静脉畸形的发展与进展性血氧饱和度下降→肝血流改道进入肺循环。

参考文献

[1] Jacobs JP, Anderson RH, Weinberg PM, et al. The nomenclature, definition and classification of cardiac structures in the setting of heterotaxy. Cardiol Young, 2007, 17: 1-28.

[2] Shiraishi I, Ichikawa H. Human heterotaxy syndrome – from molecular genetics to clinical features, management, and prognosis. Circ J, 2012,

76: 2066-2075.

[3] Eronen MP, Aittomäki KA, Kajantie EO, et al. Outcome of left atrial isomerism at a single institution. Pediatr Cardiol, 2012, 33: 596-600.

[4] Eronen MP, Aittomäki KA, Kajantie EO, et al. The outcome of patients with right atrial isomerism is poor. Pediatr Cardiol, 2013, 34: 302-307.

第五十章　左心发育不良综合征（HLHS）

定义

左心发育异常，造成左心室、主动脉瓣、主动脉、二尖瓣和主动脉弓的发育不良（图50-1）。活产婴儿发病率为0.2/1 000。

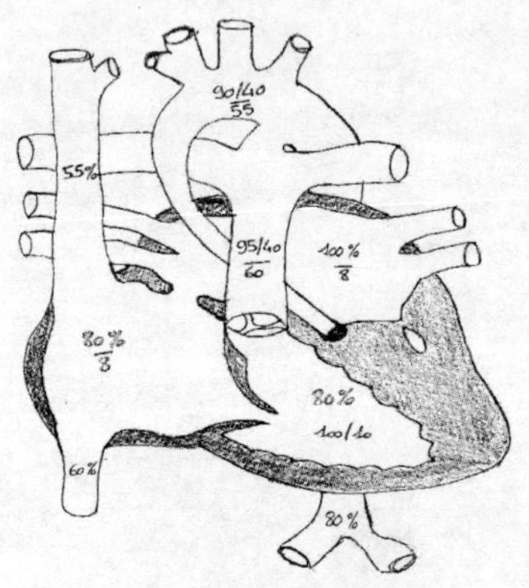

图50-1　左心发育不良综合征

病理生理

PDA依赖性体循环→PDA关闭导致酸中毒、低氧血症和休克；在限制性ASD/PFO情况下，患儿出生后即出现心源性休克。

诊断

显著的单一第2心音，心脏彩超（Echo）。

鉴别诊断：主动脉缩窄（CoA）、严重的主动脉狭窄（AS）、主动脉弓中断（IAA）（均为PDA依赖性体循环病变）。

术前管理

- 安全的血管通路[两个外周静脉或脐带静脉导管（UVC）]。
- 开始静脉泵注前列腺素E1[20 ng/（kg·min）]，以维持体循环灌注。留意呼吸暂停，如能耐受可保守管理。
- 如果肺过度灌注，病情恶化（血氧饱和度增加、血流灌注量下降），应插管镇静，降低耗氧量，低通气量以增加PVR（目标pH值7.30~7.35），并降低SVR（高碳酸血症），SNP[0.5~4 μg/（kg·min）降低SVR，新生儿目标MAP>35 mmHg]。
- 限制性ASD/PFO：立即行气管插管和心肺复苏，紧急房间隔球囊扩张术（BAS）或房间隔切除（占HLHS的10%）。
- 手术矫正前勿肠内喂养，考虑胃保护治疗。

低CO的术前管理

• 血氧饱和度>85%，过多肺血流→无创通气（NIV）、行气管插管、予以镇静、扩容、SNP。

• 体循环心室功能受损（伴或不伴三尖瓣关闭不全），考虑气管插管，使用多巴酚丁胺、米力农。

• 血氧饱和度<65%和酸中毒：通过Echo确认限制性ASD诊断，插管、行气管心肺复苏、紧急BAS。

• 限制性PDA（关注血氧饱和度变化），加用前列腺素。

术前准备

ECG、胸片、CUS、肾脏超声、FISH、FBE、凝血、U&C、电解质、PRBC（4个单位）、FFP（2个单位）、血小板（2个单位）、冷沉淀（2个单位）。新生儿术前12和6 h予甲基强的松龙10 mg/kg。

手术

直接心脏移植

分次修复：Norwood手术（如病情稳定，最好是在出生后第3天或4天）或者先杂交手术再Norwood（双侧PA束带，PDA支架置入术），然后**Glenn**术（4~8个月），最后**Fontan**术（18个月~4岁）。

Norwood术：重建主动脉根部和主动脉弓，断开肺动脉主干，将RV残端纳入体循环；通过B-T分流术进行肺灌注（舒张期流失可能），或者Sano分流（梗阻可能）（图50-2）。

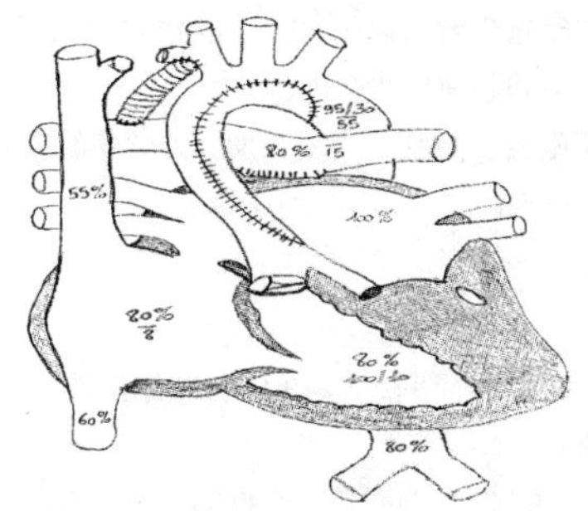

图50–2　Norwood术

术后处理

具体见第五十七章**大动脉转位**。

• 保持气管插管、机械通气，予以镇静和肌松药物24~48 h。

• 正性肌力药：米力农加多巴胺或肾上腺素（新生儿加去甲肾上腺素，目标MAP>40 mmHg），尽可能扩张血管，减少RV应力。

• 血流动力学：SBP>60 mmHg时，MAP>35 mmHg，随着年龄增大逐渐增加，CVP 8~12 mmHg。

• 呼吸系统：平衡循环（血氧饱和度70%~85%），保持正常血二氧化碳浓度。

• 限制液体：1 mL/（kg·h）。

• 止血。

• 血流动力学稳定开始喂养（2 d以后）。

• 喂养耐受和血流动力学稳定时，逐步使用卡托普利。

• 一旦达到全肠内营养，开始使用阿司匹林5 mg/（kg·d），Qd。

• 有些筛选患者可以用氯吡格雷0.2 mg/kg，Qd（用之前所有手术管道和起搏导线必须移除）。

• 对于喂养不耐受，需要长期肠外营养的患者要考虑长期的中心静脉通路。

特别问题

• 低CO：保持肌松，24 h内勿减停正性肌力药物，使RV适应体循环。

• 冠状动脉的解剖问题：查ECG、肌钙蛋白，尽快Echo及心导管检查。

• 冠状动脉痉挛：开始使用硝酸甘油（GTN）5~10 μg/（kg·min）。

• 心律失常：具体见第十九章**心律失常**及第三十二章**起搏**。

• 低尿量：启用腹膜透析（PD）。

• Echo评估：体循环RV功能，B-T分流通畅性/Sano分流的Vmax，三尖瓣返流程度，房间隔缺损大小的充分性，新主动脉和弓的评价。

• 喂养不耐受：考虑喂养方案。

结果

平均ICU住院：5 d。30 d死亡率高达40%；HLHS/限制性ASD和BAS：死亡率高达50%。从ICU转出后考虑中级护理支持。

参考文献

[1] Lev M. Pathologic anatomy and interrelationship of hypoplasia of the

aortic tract complexes. Lab Invest, 1952, 1: 61-70.

[2] Noonan JA, Nadas AS. The hypoplastic left heart syndrome; an analysis of 101 cases. Pediatr Clin North Am, 1958, 5: 1029-1056.

[3] Norwood WI. Hypoplastic left heart syndrome. Cardiol Clin, 1989, 7: 377-385.

[4] Norwood WI Jr. Hypoplastic left heart syndrome. Ann Thorac Surg, 1991, 52: 688-695.

[5] Norwood WI, Lang P, Hansen DD. Physiologic repair of aortic atresia-hypoplastic left heart syndrome. N Engl J Med, 1983, 308: 23-26.

[6] Vlahos AP, Lock JE, McElhinney DB, et al. Hypoplastic left heart syndrome with intact or highly restrictive atrial septum: outcome after neonatal transcatheter atrial septostomy. Circulation, 2004, 109: 2326-2330.

[7] Trivedi B, Smith PB, Barker PC, et al. Arrhythmias in patients with hypoplastic left heart syndrome. Am Heart J, 2011, 161: 138-144.

[8] Honjo O, Caldarone CA. Hybrid palliation for neonates with hypoplastic left heart syndrome: current strategies and outcomes. Korean Circ J, 2010, 40: 103-111.

[9] Naguib AN, Winch P, Schwartz L, et al. Anesthetic management of the hybrid stage 1 procedure for hypoplastic left heart syndrome (HLHS). Paediatr Anaesth, 2010, 20: 38-46.

[10] Ohye RG, Sleeper LA, Mahony L, et al. Comparison of shunt types in the Norwood procedure for single-ventricle lesions. N Engl J Med, 2010, 362: 1980-1992.

[11] Munsterer A, Kasnar-Samprec J, Hörer J, et al. Treatment of right ventricle to pulmonary artery conduit stenosis in infants with hypoplastic left heart syndrome. Eur J Cardiothorac Surg, 2013, 44: 468-471.

[12] Baba K, Kotani Y, Chetan D, et al. Hybrid versus Norwood strategies for single-ventricle palliation. Circulation, 2012, 126: S123-S131.

[13] Lloyd DF, Cutler L, Tibby SM, et al. Analysis of preoperative condition and interstage mortality in Norwood and hybrid procedures for hypoplastic left heart syndrome using the Aristotle scoring system. Heart, 2014, 100: 775-780.

第五十一章　主动脉弓中断（IAA）

定义

主动脉弓中断又叫主动脉弓梗阻性异常（图51-1）。根据Celoria等分类：A型（20%），左锁骨下动脉远端IAA；B型，位于左锁骨和左颈动脉之间（78%）；C型，左颈动脉近端（2%）。大多数合并VSD或其他缺陷。IAA占先心病的1%。活产发病率为4/10 000。遗传相关疾病：Di-George综合征。

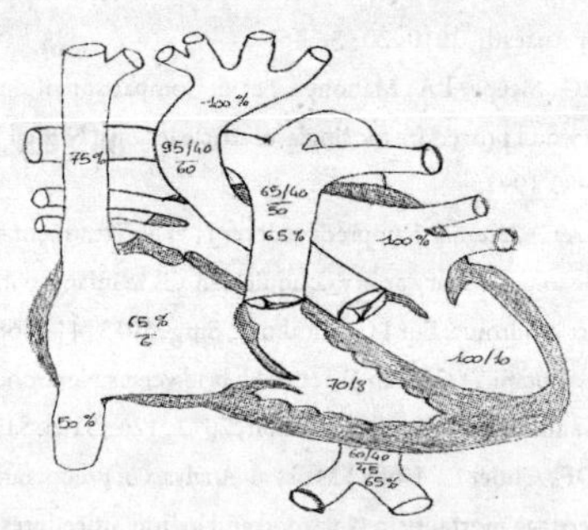

图51-1　主动脉弓中断

病理生理

PDA关闭→左室后负荷急骤上升→CO急剧减少，LVEDP增加→CCF（极端情况：心肌缺血）和PFO及VSD（存在的话）逆向分流→PBF增加→严重的CCF并体循环低血压。

诊断

上肢高血压通常不会在出生后5 d内出现，而是出现在PDA关闭后并合并不同程度CCF。ECG：RVH的表现。胸片：心脏扩大和肺淤血。Echo（始终评估左心结构），心导管检查（诊断和介入），MRI。

术前管理

- 开始使用前列腺素E1[20 ng/（kg·min）]以维持全身灌注。气管插管镇静，降低耗氧量。通气不足以升高PVR和降低SVR。
- PDA开放和/或存在VSD，平衡循环（目标血氧饱和度75%~85%）。
- 可能需要使用多巴胺[5~10 μg/（kg·min）]、多巴酚丁胺[5~10 μg/（kg·min）]或肾上腺素[0.02~0.1 μg/（kg·min）]以在低CO情况下保持循环稳定[具体见第二十九章**低心排出量综合征（LCOS）**]。
- 谨慎的液体复苏（因为梗阻性病变，尤其是没有低血容量的患者！）。
- 如有Di-George综合征，补充钙。

术前准备

ECG、胸片、CUS、FBE、凝血、U&C、电解质、鱼、PRBC（4个单位）、FFP（2个单位）、血小板（2个单位）、冷沉淀（2个单位）。新生儿术前12和6 h予甲基强的松龙10 mg/kg。

手术治疗

优先选择一期端端或端侧吻合，补片扩大，锁骨下血管瓣主动脉成形或扩大切除加直接吻合和关闭VSD。重症LVOTO患者参考HLHS。

术后处理

- 术前高PBF患者保持气管插管、机械通气、镇静和肌松24 h；部分患者可以在24 h内拔管。
- 强心剂：米力农（加多巴胺）。
- 血流动力学：根据年龄调整，新生儿：SBP>60 mmHg，但<80 mmHg，MAP>40 mmHg时，预防高血压（SNP输注或艾司洛尔输注）。
- 呼吸系统：保持正常血氧饱和度，正常血二氧化碳浓度。
- 液体限制：1 mL/（kg·h），营养性喂养。
- 止血，保持血红蛋白100~140 g/L。
- 保持正常体温。

特别问题

- 急性高血压（由于修复过程中交感神经刺激致去甲肾上腺素释放增加）：静脉输注SNP或艾司洛尔。

- 缩窄切除后综合征：高血压、腹痛、肠梗阻（术后2~3 d）→降压治疗。
- 如果术前高PBF（VSD或ASD）、肺动脉高压，需进行治疗（具体见第三十四章**肺动脉高压**）。
- 胸导管损伤导致乳糜胸（具体见第二十七章**乳糜胸**）。
- 喉神经损伤。
- 脊髓损伤（脊髓前动脉损伤）：0.4%~1.5%。
- 深低温停循环导致的神经损伤。

结果

围术期死亡率：5%~7%。再缩窄率5%~50%。30%需要长期降压治疗。10年生存率：94%（IAA和VSD），72%（IAA及TGA），47%（IAA及其他缺陷）。

参考文献

[1] Nichols DG, Ungerleiden RM, Spevak PJ, et al. Critical Heart Disease in Infants and Children 2nd Edition. C. V. Mosby, 1988.

[2] Kobayashi M, Ando M, Wada N, et al. Outcomes following surgical repair of aortic arch obstructions with associated cardiac anomalies. Eur J Cardiothorac Surg, 2009, 35: 565-568.

[3] Lee MG, Brizard CP, Galati JC, et al. Outcomes of patients born with single-ventricle physiology and aortic arch obstruction: the 26-year Melbourne experience. J Thorac Cardiovasc Surg, 2014, 148: 194-201.

第五十二章　左心室流出道梗阻（LVOTO）

定义

形态学谱较宽，可从轻度主动脉狭窄（AS）到HLHS；最常见的是瓣膜性AS（70%~80%），其次为瓣下AS（10%~20%）和瓣上AS（罕见），最后一种常见于Williams综合征（活产发病率为1/20 000，其临床特征为智力低下、身体瘦小、小精灵貌且有AS和外周PA狭窄）。LVOTO可以合并其他缺陷。

病理生理

左心室肥厚是由于后负荷增加，心内膜下心肌缺血→冠状动脉缺血伴心肌病；通过左心室流出道血流减少→二尖瓣，LV和主动脉弓发育不全。

诊断

ECG（电轴左偏，左心室肥厚），Echo。严重AS：因PDA关闭早期出现心源性休克。轻型AS：患儿生长迟滞，呼吸费力。只有15%的患儿在1岁以前出现症状。

严重AS的术前管理

- 静脉输注前列腺素E1 20 ng/（kg·min），维持PDA开放，获得体循环灌注。
- 根据需要气管插管和机械通气。
- 使用米力农[0.25~0.5 μg/（kg·min）]和去甲肾上腺素[0.02~0.1 μg/（kg·min）]，以改善CO。避免使用β肾上腺素能药物（恶化舒张功能不全，心动过速）。

术前准备

ECG、胸片、CUS、FBE、凝血、U&C、电解质、PRBC（4个单位）、FFP（2个单位）、血小板（2个单位）、冷沉淀（2个单位）。新生儿术前12和6 h予甲基强的松龙10 mg/kg。

手术

取决于形态结构、LV和LVOT和相关缺陷的发育情况（主动脉根部和二尖瓣直径，LV/RV比）。单心室途径（具体见**HLHS**）或AS双心室手术：外科瓣膜切开术、经皮球囊瓣膜切开术、LVOTO扩张（Konno术）和/或自体/同种异体肺动脉移植物置换主动脉瓣（Ross手术）或联合术式（Ross-Konno术）。Yasui手术适用于双心室大小合适的、合并间隔缺损的患者（主动脉弓重建与左心室流出道通过内隧道与VSD相连，将左心室的血液引向两个半月瓣；再使用带瓣管道建立RV-PA连续性的组合）。

术后处理

具体见**大动脉转位**。

- 保持气管插管、机械通气，予以镇静和使用肌松药24~48 h。
- 正性肌力药：米力农加多巴胺或肾上腺素（加去甲肾上腺素，新生儿目标MAP>40 mmHg）。
- 血流动力学：SBP>60 mmHg，MAP>40 mmHg，随着年龄增大可逐渐增加，LAP 8~12 mmHg，CVP 8~12 mmHg。
- 呼吸系统：保持正常血氧饱和度，正常血二氧化碳浓度。
- 流体限制：1 mL/（kg·h），营养性喂养。
- 止血。

特别问题

- 低CO：保持肌松，24 h内不要减停正性肌力药物。
- 冠状动脉解剖问题：查心电图，肌钙蛋白，尽快完善Echo和心导管检查。
- 冠状动脉痉挛：开始使用GTN 5~10 μg/（kg·min）。
- 心律失常：使用SVT（腺苷、地高辛），JET（胺碘酮，慢速），心动过缓（起搏），房室传导阻滞（起搏）（具体见第十九章**心律失常**）。
- 低尿量：启动PD。
- 严重的AI（15%~20%），主要见于瓣膜球囊切开术。
- 残余AS。
- Ross-Konno术：无需抗凝（带瓣管道需考虑抗凝）。

结果

- 取决于畸形的程度，平均PICU停留时间：5~8 d。

- 随着年龄增大肺同种异体移植物需要再次手术。
- 自体移植物可能出现AI。

参考文献

[1] Nichols DG, Ungerleiden RM, Spevak PJ, et al. Critical Heart Disease in Infants and Children 2nd Edition. C. V. Mosby, 1988.

[2] Cornell WP, Elkins RC, Criley JM, et al. Supravalvular aortic stenosis. J Thorac Cardiovasc Surg, 1966, 51: 484-492.

[3] Alsoufi B, Karamlou T, McCrindle BW, et al. Management options in neonates and infants with critical left ventricular outflow tract obstruction. Eur J Cardiothorac Surg, 2007, 31: 1013-1021.

[3] Aboulhosn J, Child JS. Left ventricular outflow obstruction: subaortic stenosis, bicuspid aortic valve, supravalvar aortic stenosis, and coarctation of the aorta. Circulation, 2006, 114: 2412-2422.

[4] Brown JW, Ruzmetov M, Vijay P, et al. Surgery for aortic stenosis in children: a 40-year experience. Ann Thorac Surg, 2003, 76: 1398-1411.

[5] Anagnostopoulos PV, Johnson NC, Robertson L, et al. Surgical management of left ventricular outflow tract obstruction. J Card Surg, 2012, 27: 103-111.

[6] Hickey EJ, Yeh T Jr, Jacobs JP, et al. Ross and Yasui operations for complex biventricular repair in infants with critical left ventricular outflow tract obstruction. Eur J Cardiothorac Surg, 2010, 37: 279-288.

第五十三章　动脉导管未闭（PDA）

定义

主肺动脉与降主动脉之间的沟通（图53-1）。发病率为（0.3~4）/10 000。

病理生理

动脉导管于出生后10~15 h功能性关闭（由PaO_2上升和PGE_2和PGI_2降低触发，但出生体重极低，尤其是超低出生体重儿可出现有症状的动脉导管持续开放（对上述反应灵敏度降低）。PDA导致PBF和LV容量负荷增加。

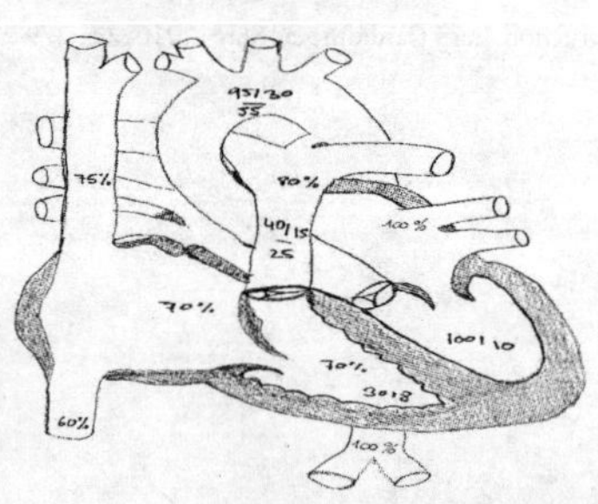

图53-1　PDA

诊断

Echo（PDA>1.4 mm/kg，LA或LV扩大，舒张期降主动脉逆向血流提示有血流动力学意义），BNP>1 000 pg/mL。

PDA中的问题

- 新生儿：长时间通气→支气管肺发育不良/慢性肺疾病（BPD/CLD）、脑室内出血（IVH）、脑室周围白质软化（PVL）、坏死性小肠炎（NEC）。
- 儿童/青少年：左心室肥厚（→CCF）、艾森曼格综合征、生长受限、PDA的动脉瘤样扩张、钙化、感染性心内膜炎。

术前准备

ECG、胸片、CUS、FBE、凝血、U&C、电解质、PRBC（2个单位）、FFP（2个单位）、血小板（1个单位）、冷沉淀（2个单位）。新生儿术前12和6 h予甲基强的松龙10 mg/kg。

手术治疗

PDA可行经导管关闭、左后外侧开胸或胸腔镜（VATS）下结扎。

术后处理

通常术后病情平稳，无需血管活性药物支持，早期拔除气管插管。

结果

低病死率和病残率（潜在并发症：喉神经损伤、乳糜胸、气胸、出血）。

参考文献

[1] Nichols DG, Ungerleiden RM, Spevak PJ, et al. Critical Heart Disease in Infants and Children 2nd Edition. C. V. Mosby, 1988.

[2] Munro. Surgery of the vascular system, I. Ligation of the ductus arteriosus. Ann Surg, 46: 33; 1907.

[3] Azhar AS, Abd El-Azim AA, Habib HS. Transcatheter closure of patent ductus arteriosus: Evaluating the effect of the learning curve on the outcome. Ann Pediatr Cardiol, 2009, 2: 36-40.

[4] Wang K, Pan X, Tang Q, et al. Catheterization therapy vs surgical closure in pediatric patients with patent ductus arteriosus: a meta-analysis. Clin Cardiol, 2014, 37: 188-194.

第五十四章　室间隔完整的肺动脉闭锁（PA/IVS）

定义

肺动脉瓣闭锁导致RV腔肥厚和发育不全（图54-1）。肺血流量依赖于PDA。发病率为3/10 000。常合并主要体肺侧支血管（MAPCAs）。

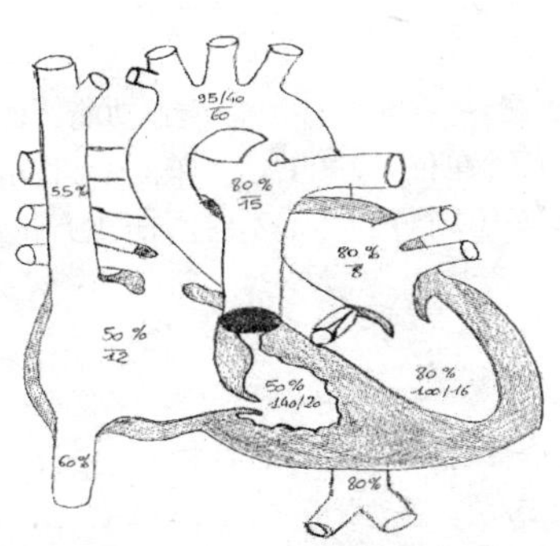

图54-1　室间隔完整的肺动脉闭锁

病理生理

因右心室流出道梗阻，PVR增加和PA偏小致肺血流量降低（缺氧发作）和/或充血性心力衰竭（使用利尿药、地高辛，给予营养）。MAPCAs分布区域肺双重供血。

诊断

通过Echo、血管造影（了解冠状动脉解剖）排除冠状动脉心室瘘及了解MAPCA。

术前管理

- PGE1[20 ng/（kg·min）]静脉输注保持PDA通畅。
- 限制性心房内交通，持续灌注不足→球囊房间隔造口术（BAS）。
- 血氧饱和度目标为75%~85%。

术前准备

ECG、胸片、CUS、FBE、凝血功能、U&C、电解质、PRBC（4个单位）、FFP（2个单位）、血小板（2个单位）、冷沉淀（2个单位）。术前12的6 h予甲基强的松龙10 mg/kg。

手术

取决于合并的解剖问题，右心室发育不良程度和肺动脉发育（三尖瓣Z值，肺动脉分支<2.5 mm）：

- 部分肺动脉瓣狭窄[经过右心室流出道（RVOT）前向血流]患者行球囊瓣膜切开术（由于RV需要时间重塑所以需

持续静脉输注PGE1）。

• 单心室修补（Z值<-4）：体肺分流术（具体见第四十一章**B-T分流**、第四十八章**Glenn术**、第四十七章**Fontan术**）。

• 双心室修补（Z值>-2）（具体见**TOF**）。

• 单心室或双心室修补中主肺动脉窗的创建（伴或不伴单源化手术）。

• 右心室流出道重建。

• 部分双心室修补（一个半心室修补）具体见于第四十八章**Glenn术**。

术后处理

具体见于第四十一章**B-T分流**、第四十八章**Glenn术**、第四十七章**Fontan术**。

特别问题：

• 高正性肌力药物的支持和/或严重紫绀可能提示RV大小和功能不合适。

• 为了防止分流的管道形成血栓，在没有明显出血时，即开始使用肝素10 U/（kg·h）。

结果

长期生存率为86%，取决于手术、潜在的遗传缺陷（Di-George综合征）。

参考文献

[1] Nichols DG, Ungerleiden RM, Spevak PJ, et al. Critical Heart Disease in Infants and Children 2nd Edition. C. V. Mosby, 1988.

[2] Freedom RM, Anderson RH, Perrin D. The significance of ventriculo-coronary arterial connections in the setting of pulmonary atresia with an intact ventricular septum. Cardiol Young, 2005, 15: 447-468.

[3] Mainwaring RD, Reddy VM, Peng L, et al. Hemodynamic assessment after complete repair of pulmonary atresia with major aortopulmonary collaterals. Ann Thorac Surg, 2013, 95: 1397-1402.

[4] Mainwaring RD, Reddy VM, Perry SB, et al. Late outcomes in patients undergoing aortopulmonary window for pulmonary atresia/stenosis and major aortopulmonary collaterals. Ann Thorac Surg, 2012, 94: 842-848.

[5] Carotti A, Albanese SB, Filippelli S, et al. Determinants of outcome after surgical treatment of pulmonary atresia with ventricular septal defect and major aortopulmonary collateral arteries. J Thorac Cardiovasc Surg, 2010, 140: 1092-1103.

第五十五章　单心室

——功能性单心室，并行循环（PC）

定义

先天存在或减状手术后的单心室（SV）情况，肺循环与体循环以并行而不是串行的方式由同一心室供血。

解剖

单心室（SV）生理或并行循环（PC）存在于：

a. **真正的SV解剖**由先天的（PDA或MAPCAS）或人工体肺动脉分流（经典或改良Blalock-Taussig分流/中央分流/Sano分流）维持。

b. **双心室解剖伴肺/体循环流出道梗阻**（PA/VSD，IAA，严重PS，AS，CoA）：自然维持（PDA或MAPCAS）或人工体肺动脉分流术（经典或改良Blalock-Taussig分流，中央分流）维持。

c. **双心室解剖无肺/体循环流出道梗阻**，但有大的、非限制性心内或心外分流病变（ASD，VSD，AVSD，主动脉窗，动脉干，PDA）。

病理生理

相对于不同程度收缩的体循环血管床，可以存在最大限度扩张的肺血管床（如一氧化氮通路）（PVR«SVR），因此，PC中的共同病理生理特征是相对于体循环血流（Qs），非限制性肺血流量使Qp增加，Qp/Qs>1，产生容量超负荷，并且体循环心室逐渐衰竭。后者的程度取决于基础解剖学（a>b>c）、婴儿年龄（出生后PVR生理性下降）、相关的心脏病变（房室瓣关闭性能）和并发疾病（支气管炎等）。

相对应以上a、b、c要进一步考虑到以下情况：

Ad a. SV为右心室解剖型的患儿心力衰竭更为严重。由于不同层面的混合所致严重紫绀。窘迫患儿潜在的急性肺盗血将导致体循环心输出量突然丧失。

Ad b. 中度发绀。体循环流出道梗阻病变中胃肠道灌注受损，NEC风险增加。

Ad c. 肺血管内皮功能障碍伴血管高反应性和术后PHT风险。

管理

无论是术前还是术后，管理SV或PC生理的核心理念是**平衡循环**，即优化体循环输出和控制肺血流量。平衡循环最佳的Qp/Qs是0.8~1。吸入空气时如果SaO_2>80，则Qp:Qs>1.0。

一般考虑

预防LCOS（临床各项指标、乳酸、$SmvO_2$），尽早优化氧平衡[氧供DO_2↑≈VO_2↓机械通气（MV）、镇痛、镇静、肌松，常/低温]，应避免血流动力学指数不佳时再复苏。Qp控制：PVR↑（$SaO_2 \leq 80$，pCO_2↑，PEEP↑，Hct↑）。Qs控制：SVR↓（血管扩张）。

参考文献

[1] Lawrenson J, Eyskens B, Vlasselaers D, et al. Manipulating parallel circuits: the perioperative management of patients with complex congenital cardiac disease. Cardiol Young, 2003, 13: 316-322.

[2] Nelson DP, Schwartz SM, Chang AC. Neonatal physiology of the functionally univentricular heart. Cardiol Young, 2004, 14: 52-60.

[3] Theilen U, Shekerdemian L. The intensive care of infants with hypoplastic left heart syndrome. Arch Dis Child Fetal Neonatal Ed, 2005, 90: F97-F102.

[5] Lowry AW. Resuscitation and perioperative management of the high-risk single ventricle patient: first-stage palliation. Congenit Heart Dis, 2012, 7: 466-478.

第五十六章　完全性肺静脉异位回流（TAPVR）

定义

肺静脉连接于胚胎静脉循环的残余部分而不是左心房（图56-1）。这可能包括所有四个肺静脉异位回流（TAPVR）或者只是一部分肺静脉异位回流（PAPVR）。根据Darling，Rothney和Craig分类：50%为心上型（肺静脉经无名静脉引流入RA），20%心下型（肺静脉经门静脉引流入

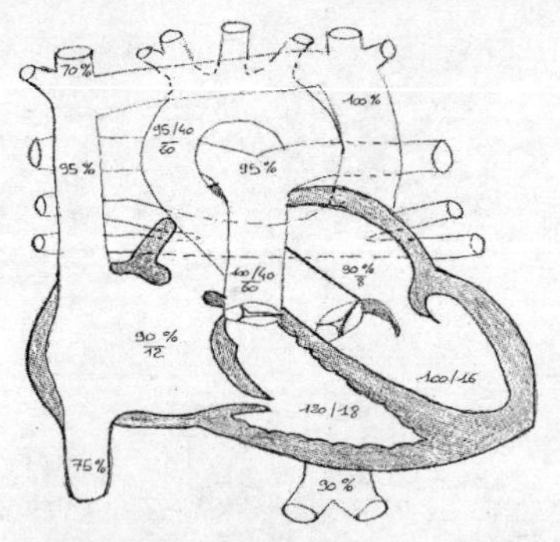

图56-1　完全性肺静脉异位回流

RA），20%心内型（肺静脉经冠状静脉窦引流入RA）和10%混合型。ASD始终存在。1/3患者合并其他缺陷。活产发病率为8/100 000。TAPVR占先心病的2.2%。

病理生理

取决于PBF，PBF在解剖学上依赖于左向右分流量（肺静脉异位引流）、肺血引流是否梗阻及右向左分流（ASD和PDA）。如果有严重梗阻性肺静脉异位引流，则PBF下降：与严重肺水肿和PHT严重的右向左分流（ASD和PDA）相关的导致低氧血症，均导致CO严重下降。在轻度至中度的肺静脉梗阻中，通常随着PVR下降，PBF增加，导致CCF伴PHT。如果没有肺静脉梗阻，PBF仅轻度增加，轻度紫绀，则CCF发生较晚。

诊断

根据肺静脉梗阻和PBF的程度。严重梗阻的患者在新生儿期可表现出严重发绀、低CO，症状出现较晚通常意味着轻度至中度梗阻。心导管、Echo（血流加速>2 m/s表示梗阻）、血管造影、MRI。

鉴别诊断

败血症、新生儿持续性肺动脉高压（PPHN）、三房心。

术前管理

- 无或轻度梗阻通常无需特殊治疗。
- 中度梗阻出现CCF需要强心治疗（具体见第六十二章

心肌病）。

• 严重梗阻：气管插管、机械通气和镇静、稳定心输出量、肺高压的治疗、甚至ECMO。给予前列腺素E1 [20 ng/（kg·min）]维持体循环灌注，然而，这可能会进一步降低PBF和加重紫绀。

手术

根据年龄、临床表现、解剖：异常静脉结扎并再吻合到左心耳或应用心内挡板等各种技术。

术后处理

• 保持气管插管、机械通气及给予镇静药（针对任何有害性刺激，应用芬太尼）和肌松药24~48 h。

• 正性肌力药：米力农加多巴胺或肾上腺素（加去甲肾上腺素，新生儿目标MAP>40 mmHg）。

• 血流动力学：SBP>60 mmHg，MAP>40 mmHg，随着年龄增大逐渐增加，CVP 8~12 mmHg，PAP<½SBP。

• 呼吸系统：单心室中平衡循环（保持血氧饱和度75%~85%），双心室中保持正常血氧饱和度、正常血二氧化碳浓度。

• 液体限制：1 mL/（kg·h），营养性喂养。

• 止血。

特别问题

• 肺动脉高压最常见，尤其是术前有肺静脉梗阻患者和年龄更小患者（具体见**肺动脉高压**）。

• 术后肺静脉梗阻（在术后早期）。

• 心律失常：SVT（腺苷、地高辛），JET（胺碘酮，慢速），心动过缓，房室传导阻滞（具体见第三十二章**起搏**和第十九章**心律失常**）。

• 低尿量：启动PD。

结果

平均ICU住院时间：5 d。30 d死亡率：单心室TAPVR高达90%，但双心室TAPVR为5%~35%。肺静脉血流的再梗阻发生率可能为2.5%~13%。

参考文献

[1] Craig JM, Darling RC, Rothney WB. Total pulmonary venous drainage into the right side of the heart; report of 17 autopsied cases not associated with other major cardiovascular anomalies. Lab Invest, 1957, 6: 44-64.

[2] Reardon MJ, Cooley DA, Kubrusly L, et al. Total anomalous pulmonary venous return: report of 201 patients treated surgically. Tex Heart Inst J, 1985, 12: 131-141.

[3] Hancock Friesen CL, Zurakowski D, Thiagarajan RR, et al. Total anomalous pulmonary venous connection: an analysis of current management strategies in a single institution. Ann Thorac Surg, 2005, 79: 596-606.

[4] Karamlou T, Gurofsky R, Al Sukhni E, et al. Factors associated with mortality and reoperation in 377 children with total anomalous pulmonary venous connection. Circulation, 2007, 115: 1591-1598.

第五十七章　大动脉转位（TGA）

定义

主动脉从RV发出，肺动脉从LV发出（图57-1）。最常见的形态：房室连接一致和心室大动脉连接不一致伴VSD（40%）、缩窄/IAA（10%）、LVOTO（10%），冠状动脉分支异常（>30%，Leiden分类）。不太常见的形态：Taussig-Bing畸形（TGA伴流出部VSD&DORV）、先天性矫正型TGA（ccTGA，房室连接不一致和心室大动脉连接不一致）。

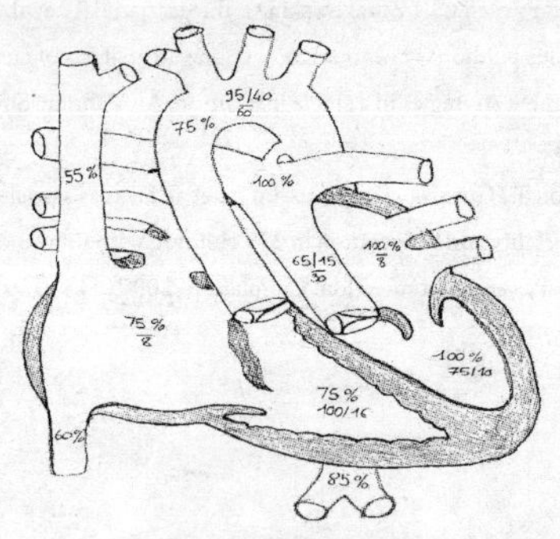

图57-1　大动脉转位

病理生理

心内血液混合程度至关重要。TGA/VSD紫绀，更容易产生慢性心衰（CHF），TGA/IVS严重紫绀和出生后心血管系统衰竭。RV壁异常肥厚，LV壁通常较薄，LV压力（pLV）决定手术时机。

诊断

Echo，动脉导管后血氧饱和度可能比动脉导管前血氧饱和度更高。

术前管理

- 最理想的监测：心电图、动脉导管前和动脉导管后血氧饱和度、无创血压（NIVBP）、近红外光脑氧监测（NIRS）。
- 理想的配置：如在24~48 h内手术，置脐静脉导管（UVC）、脐动脉导管（UAC）；PGE1维持的患者总是需要2个静脉通路。如果前列腺素E1维持时间>48 h考虑经外周静脉穿刺中心静脉置管（PICC）。
- 建议的检查：入院时Echo，然后根据需要或每周1次。Echo尝试明确冠状动脉解剖，但可能会有限制。
- 根据临床是否有指征，可在球囊房间隔造口术（BAS）和手术之间进行一次头颅超声。

可能的干预治疗

前列腺素E1（PGE1）加入5%葡萄糖注射液50 mL中以10~100 ng/（kg·min）静脉泵入。

球囊房间隔造口术（BAS）

指征：如果使用PGE1后血氧饱和度<70%，则通过脐静脉或股静脉在Echo或荧光镜下进行BAS。需要麻醉、控制机械通气、密切的无创监测。大多数儿童不需要动脉内监测血压或中心静脉置管给正性肌力药物。

术前准备

ECG、胸片、CUS、FBE、凝血功能、U&C、荧光原位杂交技术（FISH）、电解质、照射过的PRBC（4个单位）、FFP（2个单位）、血小板（2个单位）、冷沉淀（2个单位）。新生儿术前12和6 h予甲基强的松龙泼尼龙10 mg/kg。

手术

时机

根据pLV和伴发畸形来决定（TGA/IVS 10 d，TGA/VSD 3个月，Taussig-Bing 9个月）。

技术

大动脉调转术（ASO），在LV未准备好的情况下行PAB和体肺分流术，行心房调转术（Mustard/Senning），对位不良型VSD和/或LVOTO患者行Rastelli术。行Mustard/Senning术后仍有ASO可能，可能需要PAB重新训练LV功能。

理想的监测

有创体循环血压、CVP或RAP、LAP、NIRS、经皮

SaO_2、监测SvO_2（PediaSat血氧监测导管）、尿量、核心温度。

理想的配置

右桡动脉置管、3-腔（PediaSat导管）右颈内静脉或2-腔（PediaSat导管）右颈内静脉置管加RA管、LA管、2个外周静脉通路、植入式心脏除颤器（IDC）、从鼻–咽到食管的温度探头、鼻胃管、双心房和心室起搏导线。

建议检查

- 入院：CXR、ABG和VBG（用于PediaSat重新校准）、ACT（和TEG）、凝血、FBC、RFT、LFT、电解质、BNP、肌钙蛋白I、12导联心电图。
- 交接班时讨论行经胸Echo，了解LV收缩期功能、LV舒张期功能、RV功能、PAP、PS、AI、冠状动脉血流量。
- ABG（和VBG，如果没有PediaSat）前6~12 h需要1~2 h一次，尤其在不稳定的时期或调整正性肌力药物时更频繁监测。
- 随后的日常检查：CXR、Echo、ABG和VBG（用于PediaSat重新校准）、凝血功能、FBC、RFT、LFT、电解质、BNP、肌钙蛋白I、12导联ECG。

可能的治疗干预

- 呼吸道及通气：目标潮气量6~8 mL/kg和pCO_2 35~40 mmHg，PEEP最少5 cmH_2O。如果入PICU后2 h稳定：经ET吸痰和标准肺复张操作（PEEP不大于15 cmH_2O 持续2 min，每30 s按5 cmH_2O递减至5 cmH_2O），每次气道断开后应该重

复一次。

• 抗生素预防具体见第一章**心脏患者入院**。

• 预防性给予三碘甲状腺原氨酸具体见第三十七章**三碘甲状腺原氨酸在心脏手术中的应用**。

• 镇痛镇静：吗啡注射剂量最高可达50 μg/（kg·min），咪达唑仑最大输注速率为30 μg/（kg·min），入院时可静脉用对乙酰氨基酚；停止肌松药后根据需要可加用右美托咪啶0.2~0.7 μg/（kg·min）。

• 肌松：顺阿曲库铵静脉推注为0.15 mg/kg，然后以1~10 μg/（kg·min）速率持续静脉泵入给药，直到第2天早上Echo检查。

• 出血：应该从入ICU开始密切观察伤口或胸腔引流；任何时候引流量>10 mL/kg，在第1个2 h内引流量>5 mL/（kg·h），或引流量>1 mL/（kg·h）超过4 h应准备输注血液制品，查凝血试验（血小板、INR、APTT、纤维蛋白原的管理和TEG），并通知心脏外科专科医生。关注引流突然增加或突然停止！

心血管药物

• 多巴胺5~10 μg/（kg·min）加米力农0.25~0.75 μg/（kg·min），最好是通过独立的管路输注，或肾上腺素0.03~0.08 μg/（kg·min）加米力农0.25~0.75 μg/（kg·min），如果可用的话直接通过RA管输注；肾上腺素可与多巴胺共用管路，但最好不要与米力农一起泵入。

• 术后首个6~12 h不应替换或停止正性肌力药物。

• 在急性期可用的血管扩张剂：米力农[如有肾衰竭，最大剂量可为0.3 μg/（kg·min）]和右美托咪啶。

• 不要在拔管前停止正性肌力药物支持（除了长期机械通气的患者）。

目标为血流动力学稳态

• 血流动力学稳态定义为SBP>65 mmHg，MAP≥45 mmHg，LAP 5~8 mmHg，SvO_2≥60%，乳酸<3 mmol/L。

• 如果正性肌力药物评分超过15[多巴胺的剂量+[100]×肾上腺素剂量+[10]×米力农剂量μg/（kg·min）]：查明原因，并考虑重新开胸。

• 如果正性肌力药物评分超过20，积极大力查明原因和/或选择性考虑体外生命支持系统（ECLS）（VAD或VAECMO）。

• 起搏器应准备好，起搏导线的灵敏度和输出阈值应该得到测量/测试和记录，除非已经由麻醉医生设置好或在交接班时达成共识（具体见第二十二章**起搏**）。

• 从入ICU起严密控制体温（36.5 ℃±0.5 ℃）至关重要。

• 腹膜透析应以低阈值指征启动；以1.37%透析液开始，10 mL/kg容量循环，室温，循环周期为1 h，透析液不含其他成分（肝素或KCl）。

• 建议液体/营养/电解质：首个24 h液体限制为30%，第2天开始增加到50%直到拔管，此后每天增加20 mL/kg，最大静脉液体总量为120 mL/（kg·d）（=100%），肠内为150 mL/（kg·d）。用林格氏液和5%葡萄糖注射液作为维持液。CPB结束6 h后开始鼻胃管（NG）喂养1 mL/h（母乳或替代物）。严格限制液体入量，避免液体推注。任何时候都保持Mg^{2+}>1 mmol/L，K^+4~5 mmol/L，Ca^{2+}>1.2 mmol/L，但要避免快速推注来补充。

特别问题

- CPB后6~12 h低CO：保持肌松，24 h内不要减停正性肌力药物，调整LV以适应体循环（具体见**LCOS**）。
- 冠状动脉解剖问题。如果是单冠畸形、壁内走行，或冠状动脉环（LAD和/或CX发自RCA，反之亦然），具有更高的风险。可能导致缺血性心电图改变，或室性异位搏动或心律失常。查ECG，肌钙蛋白，尽早行Echo，心导管检查。
- 心律失常：室上性心动过速（SVT）、交界性异位心动过速（JET）、房室传导阻滞（排除冠状动脉异常）（具体见第十九章**心律失常**）。
- 低尿量：启动PD。
- 肺动脉高压（罕见）。

理想的康复计划表

24 h内停止肌松；第2天开始苏醒和呼吸锻炼；第2~3天移除心内导管、胸腔引流管、PD和起搏导线；第3天预计拔管（术后48 h）；第4天转入病房；第14天出院回家。手术死亡率TGA/IVS<2%，TGA/VSD<4%，Taussig-Bing 6%。

出院前准备工作

- 如果需要，低流量鼻导管给氧。
- 停止正性肌力药物。
- 增加肠内喂养，减少静脉输液/营养。
- FBC、电解质、肾功能（RFT）、肝功能（LFT）、凝血、BNP、肌钙蛋白I。
- 24 h内的12导联ECG、胸片和Echo。
- 常用的药物有呋塞米为1 mg/kg，Q8h和螺内酯为

1 mg/kg，Bid。经与心内科和心脏外科医生讨论后可每日使用赖诺普利0.1 mg/kg来降低后负荷。

参考文献

[1] Lecompte Y, Zannini L, Hazan E, et al. Anatomic correction of transposition of the great arteries. J Thorac Cardiovasc Surg, 1981, 82: 629-631.

[2] Senning A. Surgical correction of transposition of the great vessels. Surgery, 1959, 45: 966-980.

[3] Hoffman TM, Wernovsky G, Atz AM, et al. Efficacy and safety of milrinone in preventing low cardiac output syndrome in infants and children after corrective surgery for congenital heart disease. Circulation, 2003, 107: 996-1002.

[4] Gaies MG, Gurney JG, Yen AH, et al. Vasoactive-inotropic score as a predictor of morbidity and mortality in infants after cardiopulmonary bypass. Pediatr Crit Care Med, 2010, 11: 234-238.

[5] Junge C, Westhoff-Bleck M, Schoof S, et al. Comparison of late results of arterial switch versus atrial switch (mustard procedure) operation for transposition of the great arteries. Am J Cardiol, 2013, 111: 1505-1509.

[6] Unolt M, Putotto C, Silvestri LM, et al. Transposition of great arteries: new insights into the pathogenesis. Front Pediatr, 2013, 1: 11.

第五十八章　法洛四联症（TOF）

定义（图58-1）

TOF是最常见的紫绀型先天性心脏病，占先心病的5%~10%，存活的新生儿中发病率为1/2 000。经典描述为4个相互影响的心脏畸形组成：①室间隔缺损（通常是大缺损）；②主动脉骑跨；③右心室流出道梗阻（瓣下、瓣、瓣上）；④右心室肥厚。TOF存在的形态多样，包括不同类型的肺动脉狭窄型TOF（TOF-PS）、肺动脉闭锁型（TOF-PA/MAPCA）及肺动脉瓣缺如型TOF-APV）（具体见**肺动脉闭锁**）。25%的病例可见右位主动脉弓。

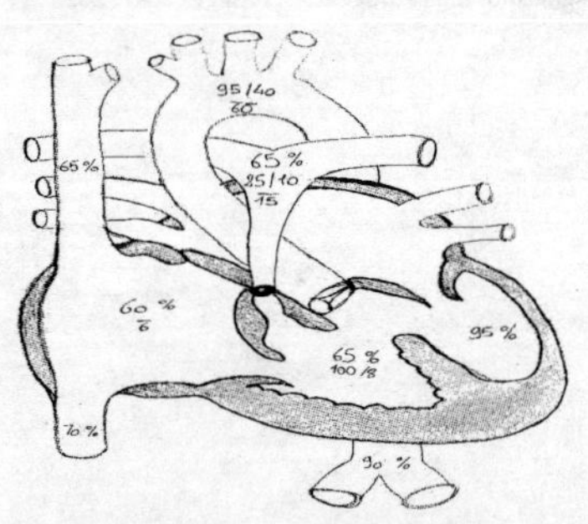

图58-1　法洛四联症

病理生理

由于RVOT梗阻及PVR增加和/或充盈性心力衰竭（利尿药、地高辛、营养支持）导致肺血流量下降（缺氧发作）。

诊断

Echo。

紫绀发作的处理

- 吸氧。
- 容量扩充：10 mL/kg胶体液/晶体液静滴。
- 镇静：静脉注射吗啡10~50 μg/kg；或者芬太尼1 μg/kg。
- 体位：头低位/膝胸位（增加血管阻力；股动脉轻度加压增加外周血管阻力）。
- 血管加压素：阿拉明5~10 μg/kg静脉推注或者苯肾上腺素5~10 μg/kg静脉推注，然后1~5 μg/（kg·min）维持。
- 艾司洛尔100~500 μg/kg滴定或泵入。

术前准备

ECG，CXR，CUS，FBE，凝血，U&C，电解质，PRBC（4个单位），FFP（2个单位），血小板（2个单位），冷沉淀（2个单位）。新生儿术前12及6 h给予甲基强的松隆10 mg/kg。

手术

时机取决于相关的解剖、肺动脉狭窄的程度及肺动脉的发育情况。

1. 3~6个月完全矫治：

- VSD补片修补；
- 漏斗部肌肉切除；
- 肺动脉瓣切开±跨瓣补片。

2. BTS分期手术（具体见第四十一章B-T分流术）：严重发绀或新生儿阶段高度紫绀发作

10%~15%需要再次手术来缓解右心室流出道梗阻（RVOTO），伴或不伴残余VSD分流。大多数在中晚期因肺动脉瓣功能不全而需要置换。

术后管理

具体见于第五十七章**大动脉转位**。

- 保持气管插管，机械通气，予以镇静肌松24 h。
- 正兴肌力药：米力农加用多巴胺或去甲肾上腺素。
- 血流动力学：根据年龄调整，新生儿：SBP>60 mmHg，MAP>40 mmHg，随着年龄增大逐渐增高，LAP 8~12 mmHg，CVP 8~12 mmHg。
- 呼吸：保持正常血氧饱和度、正常血二氧化碳浓度。
- 液体限制：1 mL/（kg·h），营养性喂养。
- 止血。
- 保持正常体温（JET需将体温降至35 ℃）。

特别问题

- 低心排状态：体外循环术后6~12 h开始，主要是舒张功能衰竭。
- 心律失常：JET；下调强心剂剂量，超速起搏，加用去甲肾上腺素，降温，可达龙（具体见第十九章**心律**

失常）。

• RV舒张功能衰竭：限制性RV生理，通常这个现象会持续48~72 h。可能需要正性肌力药来改善舒张功能。

• 残余RVOTO：Echo确认，考虑是否再次手术。

• 肺动脉返流几乎总是存在的，可能随着舒张功能的改善而改善。

• 残余VSD：如上。

预后

围术期死亡率3%~8%。长期生存率85%~90%。

参考文献

[1] Nichols DG, Ungerleiden RM, Spevak PJ, et al. Critical Heart Disease in Infants and Children 2nd Edition. C. V. Mosby, 1988.

[2] Apitz C, Webb GD, Redington AN. Tetralogy of Fallot. Lancet, 2009, 374: 1462-1471.

[3] Starr JP. Tetralogy of Fallot: yesterday and today. World J Surg, 2010, 34: 658-668.

[4] Dodgen AL, Dodgen AC, Swearingen CJ, et al. Characteristics and hemodynamic effects of extubation failure in children undergoing complete repair for tetralogy of Fallot. Pediatr Cardiol, 2013, 34: 1455-1462.

第五十九章　三尖瓣闭锁（TA）

定义

RA至RV完全梗阻（肌性、膜性、瓣膜TA），同时伴有PFO/ASD，VSD及增加的MV瓣环，导致LV肥厚，RV发育不良（图59-1）。

病理生理

决定于大动脉的位置和VSD解剖生理：60%大动脉位置

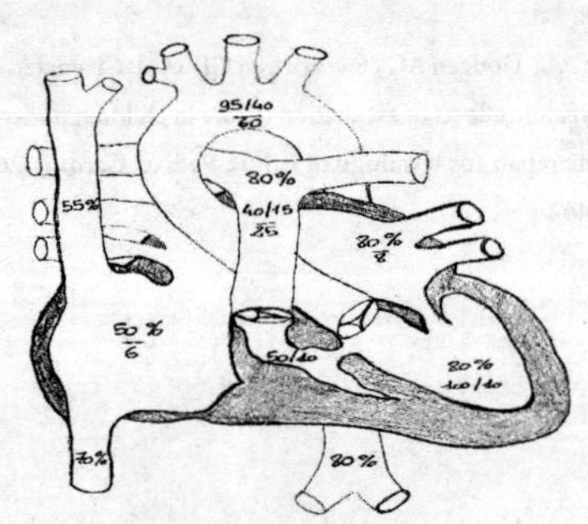

图59-1　三尖瓣闭锁

正常伴有限制性VSD及肺动脉狭窄或闭锁，导致PBF下降和紫绀（PBF依赖于VSD和PDA）；10%大动脉位置正常伴有非限制性VSD，导致PBF增加和CCF；30%D-TGA（10%伴有肺动脉狭窄或闭锁，20%不伴肺窄）。

诊断

ECG（电轴左偏，左心室肥厚，高P波），Echo，血管造影术。

术前处理

伴PBF下降型

- PGE1微量泵入[20ng/（kg·min）]以维持PDA开放；
- 年龄稍大的孩子如果ASD是限制型的，要行BAS或者房间隔切开造口术；
- 气管插管和机械通气，因此降低PVR；
- 目标SpO_2 75%~85%。

伴PBF增加

- 抗心衰治疗。
- 目标SpO_2 75%~85%。

术前准备

ECG，CXR，CUS，FBE，凝血功能，U&C，电解质，PRBC（4个单位），FFP（2个单位），血小板（2个单位），冷沉淀（2个单位）。新生儿术前12和6 h分别给予甲基强的松隆10 mg/kg。

手术

取决于解剖畸形和PBF：

伴有PBF下降：B-T分流，在新生儿行改良B-T分流术。

伴有PBF增加：行PA Banding术（存在主动脉瓣下梗阻的病例要非常小心！）或LVOTO的病例行Damus-Kaye-Stansel术（PA与升主动脉做端侧吻合）；年龄稍大的孩子行双向Glenn分流术或完全体静脉肺动脉连接（Fontan术）。

某些病例可以选择Bjork手术。

术后管理

具体见第四十一章**B-T分流术**，第四十八章**Glenn术**，第四十七章**Fontan术**。

TA及PA–Banding的术后管理

- 开始予以吗啡镇静，顺式阿曲库胺肌松12 h，直到体肺血流量达到平衡（在交班计划里要特别讨论）。
- 呼吸：SpO_2 75%~85%，可能需要时间来使肺血流量稳定从而获得稳定的血氧饱和度。
- 正性肌力药：通常不需要。
- 血流动力学：SBP>60 mmHg，MAP>40 mmHg，随着年龄增大逐渐增高，LAP 8~12 mmHg，CVP 8~12 mmHg。
- 液体限制：3 mL/（kg·h），如果稳定尽早喂养。
- 止血。

特别问题

- **持续的低SpO_2显示PA束带太紧（鉴别诊断：低血容**

量、低心排。

• 持续高SpO_2显示PA束带太松，通过调节pH（酸中毒），PO_2（下降FiO_2），PCO_2（轻度高CO_2），体循环血管扩张剂（SNP）来调控Qp:Qs。

预后

取决于存在的畸形；平均PICU留观时间为2 d。

参考文献

[1] Nichols DG, Ungerleiden RM, Spevak PJ, et al. Critical Heart Disease in Infants and Children 2nd Edition. C. V. Mosby, 1988.

[2] Muller WH Jr, Danimann JF Jr. The treatment of certain congenital malformations of the heart by the creation of pulmonic stenosis to reduce pulmonary hypertension and excessive pulmonary blood flow; a preliminary report. Surg Gynecol Obstet, 1952, 95: 213-219.

[3] Chopra PS, Rao PS. Corrective surgery for tricuspid atresia: which modification of Fontan-Kreutzer procedure should be used? A review. Am Heart J, 1992, 123: 758-767.

第六十章　永存动脉干

定义

单个动脉干，骑跨VSD上，通常从形成的心室发出。没有或有小的PDA（图60-1）。Collett及Edwards或Van Praagh根据PA起源的位置进行分类。未经治疗第1年的死亡率是100%。永存动脉干占先心病的3%。发病率为（5~15）/100 000。

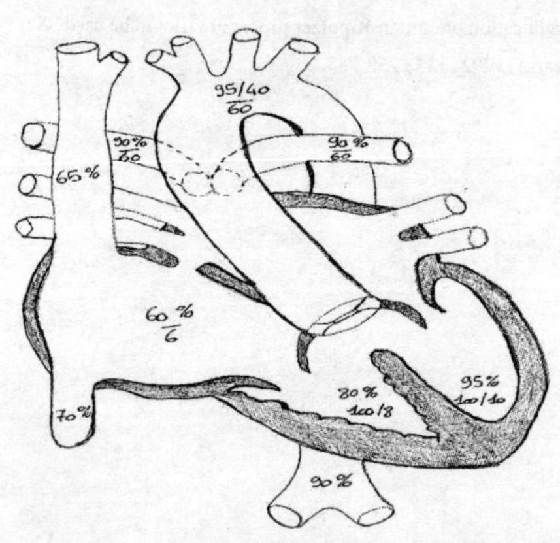

图60-1　永存动脉干

病理生理

并行循环。伴有PVR升高，PBF增加及回到LA和LV的血流量增加，导致CCF。

诊断

通常出生后1~2周症状出现（PVR下降）及逐渐出现CCF，伴发育缓慢、呼吸困难及出汗。Echo，有些病例需要心导管检查。

术前处理

- 平衡体肺循环（目标SpO_2 75%~85%）。
- 低通气量可以增高PVR而降低SVR。SNP[0.5~4 μg/（kg·min）]来降低SVR，新生儿的目标MAP>35 mmHg。可以通过气管插管及镇静来降低氧耗。

术前准备

ECG，CXR，CUS，FBE，凝血功能，U&C，电解质，FISH，PRBC（4个单位），FFP（2个单位），血小板（2个单位），冷沉淀（2个单位）。新生儿术前12和6 h分别给予甲基强的松隆10 mg/kg。

手术

时机：PAs分离，心室切开来关闭VSD，RV-PA的带瓣导管。严重共干瓣膜返流病例，采用同种移植物主动脉成形，同时冠状动脉再移植。

术后处理

具体见第五十七章**大动脉转位**。

- 开始行气管插管，机械通气，予以镇静及肌松药物24 h。
- 正性肌力药：米力农联用多巴胺或去甲肾上腺素（增加SVR）或肾上腺素（增加CO），新生儿的目标MAP >40 mmHg。
- 血流动力学：根据年龄调整，新生儿SBP>60 mmHg，MAP>40 mmHg，随着年龄增大而增加，LAP 8~12 mmHg，CVP 8~12 mmHg。
- 呼吸：保持正常的氧分压和二氧化碳分压。
- 液体限制：1 mL/（kg·h），营养性喂养。
- 止血。
- 保持体温正常。

特别问题

- 低心排状态：预料体外循环后6~12 h开始。
- 肺高压危象：尤其是新生儿（具体见于第三十四章**肺动脉高压**）。
- 心律失常：JET，下调强心剂剂量，超速起搏，加用去甲肾上腺素，降温，给予可达龙（具体见于第十九章**心律失常**）。
- RV舒张功能衰竭：限制性生理，通常这个现象要持续48~72 h。
- 残余共干瓣膜返流：轻到中度通常能很好耐受，重度可能需要再次手术。

预后

围术期死亡率：10%。5年，10年，15年存活率分别是90%，85%，83%。

参考文献

[1] Nichols DG, Ungerleiden RM, Spevak PJ, et al. Critical Heart Disease in Infants and Children 2nd Edition. C. V. Mosby, 1988.

[2] Collett RW, Edwards JE. Persistent truncus arteriosus; a classification according to anatomic types. Surg Clin North Am, 1949, 29: 1245-1270.

[3] Van Praagh R, Van Praagh S. The anatomy of common aorticopulmonary trunk (truncus arteriosus communis) and its embryologic implications. A study of 57 necropsy cases. Am J Cardiol, 1965, 16: 406-425.

[4] Backer CL. Techniques for repairing the aortic and truncal valves. Cardiol Young, 2005, 15: 125-131.

[5] Shamszad P, Moore RA, Ghanayem N, et al. Intensive care management of neonates with d-transposition of the great arteries and common arterial trunk. Cardiol Young, 2012, 22: 755-760.

第六十一章　室间隔缺损（VSD）

定义

室间隔缺损指室间隔发育不全，形成异常交通（图61-1），室间隔分为肌部和膜部，因此分为膜周VSD（80%）或肌部VSD（流入部/小梁部/流出部=漏斗区）；是最常见的先天性心脏病，活产中的发病率为（1.7~53）/1 000；成活婴儿中的发病率为5%；20%是单独畸形，50%以先天性心脏病畸形的一部分出现，占总先天性心脏病发病率的40%。

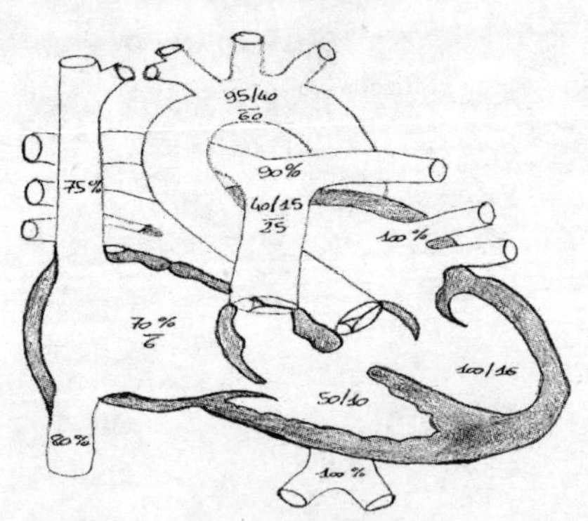

图61-1　室间隔缺损

病理生理

决定于VSD大小，PVR，RVP及LVP，以及最终主动脉瓣脱垂和/或肺动脉或体循环流出道梗阻→新生儿PVR增加→分流量最小，然而当PVR下降及更多非限制性分流→左向右分流增加→LA和LV的容量负荷增加→CCF→如果长时间不治疗→Eisenmenger综合征。

诊断

听诊：全收缩期杂音，Eisenmenger综合征会出现紫绀和杵状指，ECG（LV高压），CXR（增加的PBF，发展到Eisenmenger综合征：PBF下降），Echo（大小、位置、分流、血流动力学评估），MRI，心导管（PVR，对肺血管扩张剂的反应，年龄较大的患儿的Qp:Qs）。

术前管理

治疗CCF：如果需要则用CPAP/IPPV；（地高辛），呋塞米（1 mg/kg最多可以QID），螺内酯（1 mg/kg，Bid）；降低后负荷：米力农0.25~0.5 μg/（kg·min）或者卡托普利（0.1~2 mg/kg固体溶解后口服）。

术前准备

ECG，CXR，CUS，FBE，凝血功能，U&C，电解质，PRBC（4个单位），FFP（2个单位），血小板（2个单位），冷沉淀（2个单位）。新生儿术前12和6 h分别给予甲基强的松隆10 mg/kg。

手术

PA束带术来保护多个VSD或心尖部VSD及CCF的新生儿的肺循环，尽可能调节好PAB；>3个月（Qp:Qs>1.5:1）。外科修补手术经由心房途径，有时通过右室切口，很少经过左室心尖切口。导管Amplatzer封堵器关闭。Eisenmenger综合征则行心肺移植手术（可考虑给予波生坦）。

术后处理

- 强心剂：米力农加用多巴胺或肾上腺素（加用去甲肾上腺素，新生儿目标MAP>40 mmHg）。
- 血流动力学：根据年龄调节，新生儿：SBP>60 mmHg，MAP>40 mmHg，随着年龄增大而增高；CVP 8~12 mmHg）。
- 呼吸：保持正常的氧和二氧化碳分压。
- 液体限制：1 mL/（kg·h），早期喂养。
- 持续术前利尿治疗。
- 止血。
- 如果经心导管关闭VSD：一旦喂养耐受则给予阿司匹林5 mg/kg，Qd。

特殊问题

- 年龄小的、术前Qp:Qs>2:1的患儿要关注PHT风险。
- 年龄大的、术前Qp:Qs>1.5:1的患儿要关注PHT风险。
- 术前高Qp:Qs伴有肺水肿风险→利尿，适度的PEEP。
- 心律失常：完全的心脏传导阻滞，SVT，JET（具体见第十九章**心律失常**）。

预后

平均ICU住院时间：2 d；孤立性VSD，死亡率<1%；但在多发畸形死亡率为5%~10%；外科关闭后残余分流达30%，但多数会自行关闭。

参考文献

[1] Soto B, Becker AE, Moulaert AJ, et al. Classification of ventricular septal defects. Br Heart J, 1980, 43: 332-343.

[2] Minette MS, Sahn DJ. Ventricular septal defects. Circulation, 2006, 114: 2190-2197.

[3] Butera G, Chessa M, Carminati M. Percutaneous closure of ventricular septal defects. Cardiol Young, 2007, 17: 243-253.

[4] Corno AF, Kandakure PR, Dhannapuneni RR, et al. Multiple ventricular septal defects: a new strategy. Front Pediatr, 2013, 1: 16.

[5] Penny DJ, Vick GW 3rd. Ventricular septal defect. Lancet, 2011, 377: 1103-1112.

第五部分

心功能衰竭及辅助

第六十二章　心肌病
——扩张性心肌病（DCM）/肥厚性心肌病（HCM）

发病率

扩张性心肌病（DCM）为0.6/100 000，肥厚性心肌病（HCM）为0.5/100 000。病因：DCM，66%为特发性，其他为心肌炎、神经肌肉障碍、遗传性、先天性代谢异常所致；HCM，74%为特发性，其他为发育畸形、先天性代谢异常、神经肌肉障碍所致。

基本检查

ECG，CXR，Echo，FBE，凝血功能，U&C，电解质（包括Ca^{2+}，Mg^{2+}，Fe^{2+}，PO_4^{-}），CRP，ESR，白蛋白，LFT，甲状腺功能（TFT），BNP，肌钙蛋白I，肌钙蛋白T，乳酸，ABG，VBG。

进一步检查

心脏MRI。24 h Holter监测。血：氨基酸、肉毒碱、酰基-肉毒碱、氨、铜、血浆铜蓝蛋白、转铁蛋白-异构体、丙酮酸盐、硒、维他命。尿：氨基酸、有机酸、低聚糖筛选、黏多糖贮积症（MPS）筛选。自身免疫：ANA，ENA。基因：FISH。心内膜活检。

心肌炎的检查

血及尿标本做病毒培养（腺病毒、细小病毒、柯萨奇病毒、巨细胞病毒（CMV）、副流感病毒、流感病毒，HIV，肝炎病毒筛查）及细菌（包括非典型的细菌）/真菌/立克次体/原虫/寄生虫培养。

识别高风险患者

LVEF<20%或LVEDD>70 mm或心/胸（C/T）比值增加，>0.7或严重室性心律失常（NSVT）为高风险。

DCM急性处理指南

1. CPAP或BIPAP。仅当ECLS备用时考虑气管插管。

2. 限水限液至25%维持量。

3. 启用呋塞米注射。目标是DCM患者处于等容状态，而HCM可能需要轻度的高容量。观察肾功能。避免低血容量。

4. 启用螺内酯（1 mg/kg，Bid）。

5. 如果能耐受，则启用米力农。

6. 如有指征启用β受体激动药。多巴胺、多巴酚丁胺或肾上腺素[剂量可达到0.05 μg/（kg·min）]。

7. 考虑左西孟旦。

8. 考虑抗双心室起搏。

9. 考虑心律失常治疗。请心内科会诊。当使用β受体激动剂时不要使用β受体阻滞药。β受体阻滞药可能对HCM有利。

10. 考虑抗凝治疗。

11. 保证合适的营养。如有指征，启用充足的肉毒碱、辅酶Q10、维生素治疗。

12. 早期应用ECLS：如果患者病情恶化或者没有改善应用ECMO或VAD（具体见第六十四章体外膜肺氧合（**ECMO**）或第六十六章**心衰和VAD**）。

13. 糖原累积病Ⅱ型（庞贝氏症）的特殊治疗：使用“孤儿药”。

具体指南见表62-1。

表62-1　DCM急诊处理指南

低灌注	存在充血吗？	
	没有	有
没有	病房管理： ACEI β受体阻滞剂 口服利尿药	入住PICU： 静脉注射呋塞米 考虑NIV CPAP 至少观察48 h 观察BNP及肾功能
有	入住PICU： NIV CPAP 静脉用肾上腺素 [最大剂量 0.05 μg/（kg·min）] 密切观察 有需要时应用ECLS	入住PICU： 静脉注射呋塞米 考虑NIV CPAP 谨慎使用米力农 考虑β受体激动剂 观察4 d

第六十三章　心肌炎（MC）

心脏MRI或者心内膜心肌活检来确诊（具体见第六十二章**心肌病**）。

症状

患儿的表现非特异性：萎靡不适、发热、食欲不振、呼吸急促、心动过速、胸痛、腹痛、肌肉痛、疲倦、咳嗽、水肿、肝肿大、心脏杂音。

检查

ECG非特异性T波改变，很多心肌炎患者心肌酶并不升高。Echo是必须要做的，评估心功能（收缩期和舒张期功能）。

治疗

1. 有症状：具体见第六十二章**心肌病**。

2. 静脉注射免疫球蛋白（IVIG）：尽早、高剂量（2 g/kg）24 h给完。

3. 慢性扩张性心肌病（DCM）：持续性病毒基因组存在的，考虑用干扰素。

与年龄相关的常见的心肌炎鉴别诊断

<1岁：心内膜纤维弹性增生、Barth综合征、肉毒碱缺乏、硒缺乏、左冠状动脉异常、川崎病、严重主动脉狭窄、室上性心动过速、动静脉血管畸形、钙缺乏、低血糖症、左室心肌肥厚、线粒体心肌病、纤维状肌病、小核-多核肌病、肌小管肌病。

>1岁和<10岁：遗传性DCM、Barth综合征、致心律失常性右心室发育不良、心内膜纤维弹性增生、肉毒碱缺陷、硒缺陷、左冠状动脉异常、川崎病、室上性心动过速、中毒（阿霉素）、酮硫酶缺陷、吐根中毒、红斑狼疮、结节性多动脉炎、溶血性-尿毒症综合征、线粒体心肌病、线状体肌病、小核-多核肌病、肌管性肌病。

>10岁：遗传性DCM、X-连锁DCM、室上性心动过速、先天性心脏病、线粒体心肌病、查加斯病、致心律失常性右室发育不良、嗜酸性心肌病、中毒（阿霉素）、嗜铬细胞瘤、Duchenne/Becker肌肉萎缩症、Emery-Dreifuss肌肉萎缩症、血色沉着病、Limb-Girdle肌肉萎缩症、强制性肌营养不良、围产期心肌病、酒精性心肌病。

参考文献

[1] Tallman TA, Peacock WF, Emerman CL, et al. Noninvasive ventilation outcomes in 2,430 acute decompensated heart failure patients: an ADHERE Registry Analysis. Acad Emerg Med, 2008, 15: 355-362.

[2] Kantor PF, Mertens LL. Clinical practice: heart failure in children. Part

I: clinical evaluation, diagnostic testing, and initial medical management. Eur J Pediatr, 2010, 169: 269-279.

[3] Hill JA, Yancy CW, Abraham WT. Beyond diuretics: management of volume overload in acute heart failure syndromes. Am J Med, 2006, 119: S37-S44.

[4] Pitt B, Zannad F, Remme WJ, et al. The effect of spironolactone on morbidity and mortality in patients with severe heart failure. Randomized Aldactone Evaluation Study Investigators. N Engl J Med, 1999, 341: 709-717.

[5] Hoffman TM, Wernovsky G, Atz AM, et al. Efficacy and safety of milrinone in preventing low cardiac output syndrome in infants and children after corrective surgery for congenital heart disease. Circulation, 2003, 107: 996-1002.

[6] Egan JR, Clarke AJ, Williams S, et al. Levosimendan for low cardiac output: a pediatric experience. J Intensive Care Med, 2006, 21: 183-187.

[7] Batra AS, Balaji S. Cardiac resynchronization therapy in children. Curr Cardiol Rev, 2009, 5: 40-44.

[8] Bruns LA, Chrisant MK, Lamour JM, et al. Carvedilol as therapy in pediatric heart failure: an initial multicenter experience. J Pediatr, 2001, 138: 505-511.

[9] Birks EJ, Tansley PD, Hardy J, et al. Left ventricular assist device and drug therapy for the reversal of heart failure. N Engl J Med, 2006, 355: 1873-1884.

[10] Mahrholdt H, Goedecke C, Wagner A, et al. Cardiovascular magnetic resonance assessment of human myocarditis: a comparison to histology and molecular pathology. Circulation, 2004, 109: 1250-1258.

[11] Drucker NA, Colan SD, Lewis AB, et al. Gamma-globulin treatment of acute myocarditis in the pediatric population. Circulation, 1994, 89: 252-257.

[12] Kühl U, Pauschinger M, Schwimmbeck PL, et al. Interferon-beta treatment eliminates cardiotropic viruses and improves left ventricular function in patients with myocardial persistence of viral genomes and left

ventricular dysfunction. Circulation, 2003, 107: 2793-2798.

[13] Wilkinson JD, Landy DC, Colan SD, et al. The pediatric cardiomyopathy registry and heart failure: key results from the first 15 years. Heart Fail Clin, 2010, 6: 401-413.

[14] Silva JN, Canter CE. Current management of pediatric dilated cardiomyopathy. Curr Opin Cardiol, 2010, 25: 80-87.

第六十四章　体外膜肺氧合（ECMO）

体外膜肺氧合

心血管或呼吸衰竭或心肺功能衰竭。

入选标准

>34周胎龄，可逆的心、肺或心肺功能衰竭，机械通气<14 d。

排除标准

大量颅内出血，致命的畸形，严重的神经系统损伤，无法医治的心或肺畸形。

适应证

撤离体外循环困难；尽管给予最积极的治疗，但是单个或多个的ABG显示氧和指数（OI）>40{OI=[平均气道压力（MAP）×FiO_2×100]/PaO_2}；难治的代谢性酸中毒；进展的难以治疗的肺或心脏衰竭。

VA ECMO全流量支持的流速

- <10 kg患儿的目标是100~150 mL/（kg·min）；

• >10 kg患儿的目标是心排量指数（CI）2.4 L/（min·m^2）。

• 败血症患者、体肺分流的单心室及心外分流的患者考虑用更高的流速。

VV ECMO全流管支持的流速

• <10 kg患儿的目标流速70~140 mL/（kg·min）；

• >10 kg患儿的目标心排量指数CI 1.8 L/（min·m^2）；

• 败血症、单心室的患者考虑用更高的流速（注意：不合适的高$SmvO_2$可能预示再循环）。

插管

ABG，FBE，凝血，尿素氮及肌酐及电解质，Ca^{2+}，Mg^{2+}，LFT，SBR，获得血培养/尿培养/ETT抽吸物培养，可能的话优化凝血功能，考虑血样储存做基因分析，头孢唑啉（50 mg/kg iv）30~60 min插管前给，CXR，Echo，颅内超声，放置动脉管及固定好，放置中心静脉导管（不要放置于右侧颈内静脉或右侧锁骨下）及固定，需要时放置胸管并保证安全。患儿要摆体位：颈部置管——颈部拉伸头向床上靠，卷形的垫子垫在肩膀下；经胸置管——仰卧位，垫子将背垫高。2根静脉延长管，芬太尼5 μg/kg静脉推注，维库溴铵0.1 mg/kg静脉注射，考虑液体复苏/如果需要加大强心剂用量。手术准备，应外科需要给予肝素（50~100 U/kg达到PT合适的状态），外科插管及管道连接，设置$FiO_2$100%及清除气流，将RPM调至1 000~1 200，松开静脉夹钳，松开动脉管道夹钳，慢慢增加RPM至目标流量，相应降低强心药/血管收缩剂用量，观察ABP/流入道压/流出道压/CVP，每

30 min复查ACT。一旦ACT<250 s开始使用肝素20 U/（kg·h）静脉泵入。一旦完全支持，改通气为休息模式设置[PEEP 10 cmH_2O，PS 10 cmH_2O，Vt 6 mL/kg，RR 10 min^{-1}，FiO_2 30%~40%（VA ECMO），FiO_2 60%（VV ECMO）]。确保插管位置正常，开始予以镇痛、镇静及肌松，CXR，Echo，液体限制至60%。

抗凝

保持ATⅢ水平>80%：肝素[患者<10 kg：5 kU/50 mL 0.9% NaCl，患者>10 kg：25 kU/50 mL 0.9% NaCl]，肝素启动剂量20 U/（kg·h），根据ACT进行调节（表64-1）。

VA ECMO的撤离：确保容量足够，调整合适的通气参数（当经肺血流量增加时），每60 min下调泵流速10 mL/kg，直至最小值40 mL/kg或经过氧合器的总流速250 mL/min，每次减流量后15 min查ABG，最低流量时复查Echo[不要关掉氧供气流，最小的氧供气流设置是200 mL/min]，过渡观察或撤管。

VV ECMO的撤离：以充足的通气开始，吹气的FiO_2为

表64–1　ACT–肝素剂量对应表

ACT/s	静推剂量（$U{\cdot}Kg^{-1}$）	调整泵速
<160	50	+15%
160~180	30	+10%
180~200	20	+10%
200~220	0	0
220~240	0	−10%
240~260	0	−10%
260~280	0	−10%

0.21，维持10 min用来从氧合器吹走氧气，设置氧供气流的最小流量是200 mL/min。当患者仍然使用ECMO循环时维持ACT值为200~220 s，观察患者氧饱和度，半小时后查ABG（氧供气流停止后氧合器持续氧和约20 min），组织撤管。

参考文献

[1] Cooper DS, Jacobs JP, Moore L, et al. Cardiac extracorporeal life support: state of the art in 2007. Cardiol Young, 2007, 17: 104-115.

[2] UK collaborative randomised trial of neonatal extracorporeal membrane oxygenation. UK Collaborative ECMO Trail Group. Lancet, 1996, 348: 75-82.

[3] Mugford M, Elbourne D, Field D. Extracorporeal membrane oxygenation for severe respiratory failure in newborn infants. Cochrane Database Syst Rev, 2008, 3: CD001340.

[4] Peek GJ, Mugford M, Tiruvoipati R, et al. Efficacy and economic assessment of conventional ventilatory support versus extracorporeal membrane oxygenation for severe adult respiratory failure (CESAR): a multicentre randomised controlled trial. Lancet, 2009, 374: 1351-1363.

[5] MacLaren G, Combes A, Bartlett RH. Contemporary extracorporeal membrane oxygenation for adult respiratory failure: life support in the new era. Intensive Care Med, 2012, 38: 210-220.

[6] Kotani Y, Honjo O, Davey L, et al. Evolution of technology, establishment of program, and clinical outcomes in pediatric extracorporeal membrane oxygenation: the "sickkids" experience. Artif Organs, 2013, 37: 21-28.

[7] MacLaren G, Dodge-Khatami A, Dalton HJ, et al. Joint statement on mechanical circulatory support in children: a consensus review from the Pediatric Cardiac Intensive Care Society and Extracorporeal Life Support Organization. Pediatr Crit Care Med, 2013, 14: S1-S2.

第六十五章　ECMO患者的抗生素应用

ECMO应用时因置管有感染风险，需要应甲抗生素来预防感染。

表65-1　ECMO患者的抗生素应用

适应证	预防	给药时机	持续时间
ECMO（置管，胸腔修复，ECMO辅助下再次手术，拔管），如果没有抗革兰氏阴性菌和革兰氏阳性菌覆盖	头孢唑啉50 mg/kg最高达1 g iv或者（如果没有头孢唑啉）头孢噻吩50 mg/kg最高剂量2 g iv	优化β内酰胺酶给药时间：在切皮前30~60 min给药	如果手术>3 h给予第2剂25 mg/kg，继续25 mg/kg Q8h，但记住24 h后停用
已知目前或过去MRSA感染或定植	头孢唑啉50 mg/kg最高达1 g iv，加用万古霉素25 mg/kg最高达1.5 g（<12岁：30 mg/kg最高剂量1.5 g）	优化β内酰胺酶给药时间：在切皮前30~60 min给药；万古霉素：缓慢输注，在切皮前60 min开始，切皮时立即结束，不需要CVL	如果手术>3 h，给予第2剂25 mg/kg，继续25 mg/kg Q8h，但记住24 h后停用；不需要更大剂量的万古霉素

续表65-1

续表65-1

适应证	预防	给药时机	持续时间
青霉素/头孢过敏	没有进一步加强预防的需要	无	无
ECMO（置管，胸腔修复，ECMO辅助下再次手术，拔管），如果已经有抗革兰阴性菌和革兰阳性菌覆盖			

参考文献

[1] Melbourne: Therapeutic guidelines limited. Therapeutic Guidelines: Antibiotic, 2006.

[2] Edwards FH, Engelman RM, Houck P, et al. The society of thoracic surgeons practice guideline series: antibiotic prophylaxis in cardiac surgery, Part I: Duration. Ann Thorac Surg, 2006, 81: 397-404.

[3] Engelman R, Shahian D, Shemin R, et al. The Society of Thoracic Surgeons practice guideline series: Antibiotic prophylaxis in cardiac surgery, part II: Antibiotic choice. Ann Thorac Surg, 2007, 83: 1569-1576.

第六十六章　心衰和VAD

改良Ross心衰分类

具体见表66-1。

病因

先天性，骨骼肌病累及心脏（如Duchenne，Becker，Barth综合征，强制性肌营养不良），代谢障碍性疾病累及心脏（肉毒碱缺陷、肝糖原储存疾病、线粒体疾病），心肌病（主要的、次要的）（具体见第六十二章**心肌病**），获得性（风湿性心脏病、心肌炎、心动过速、中毒、抗肿瘤药、营养缺乏症）。

表66-1　改良Ross心力衰竭分类

分级	症状
Ⅰ	无症状
Ⅱ	喂养时轻度的气促或出汗，大孩子有活动性呼吸困难
Ⅲ	喂养时明显的气促或出汗；明显的活动性气促，延长喂养时间伴有发育迟缓
Ⅳ	休息时气促，活动受限，发出咕噜声或发汗

治疗

治疗基本病因，具体见第六十二章**心肌病**。

机械辅助治疗选择（ECLS）

短期支持：IABP，Impella轴流（最小体重25 kg），离心泵（Levitronix），ECMO（具体见第六十四章**ECMO**）。

中期支持/过渡至移植/过渡到恢复：Thoratec索拉特（具体见**Berlin Heart**）。

参考文献

[1] Kantor PF, Mertens LL. Clinical practice: heart failure in children. Part II: current maintenance therapy and new therapeutic approaches. Eur J Pediatr, 2010, 169: 403-410.

[2] Stevenson LW, Miller LW, Desvigne-Nickens P, et al. Left ventricular assist device as destination for patients undergoing intravenous inotropic therapy: a subset analysis from REMATCH (Randomized Evaluation of Mechanical Assistance in Treatment of Chronic Heart Failure). Circulation, 2004, 110: 975-981.

[3] Akomea-Agyin C, Kejriwal NK, Franks R, et al. Intraaortic balloon pumping in children. Ann Thorac Surg, 1999, 67: 1415-1420.

[4] Lamarche Y, Cheung A, Ignaszewski A, et al. Comparative outcomes in cardiogenic shock patients managed with Impella microaxial pump or extracorporeal life support. J Thorac Cardiovasc Surg, 2011, 142: 60-65.

[5] John R, Long JW, Massey HT, et al. Outcomes of a multicenter trial of the Levitronix CentriMag ventricular assist system for short-term circulatory support. J Thorac Cardiovasc Surg, 2011, 141: 932-939.

[6] Reinhartz O, Keith FM, El-Banayosy A, et al. Multicenter experience with the thoratec ventricular assist device in children and adolescents. J Heart Lung Transplant, 2001, 20: 439-448.

[7] Gazit AZ, Gandhi SK, Canter C. Mechanical circulatory support of the critically ill child awaiting heart transplantation. Curr Cardiol Rev, 2010, 6: 46-53.

[8] Kirklin JK, Naftel DC, Kormos RL, et al. The Fourth INTERMACS Annual Report: 4,000 implants and counting. J Heart Lung Transplant, 2012, 31: 117-126.

[9] Yu X, Larsen B, Rutledge J, et al. The profile of the systemic inflammatory response in children undergoing ventricular assist device support. Interact Cardiovasc Thorac Surg, 2012, 15: 426-431.

第六十七章　柏林EXCOR®心室辅助装置VAD

定义

可植入的、气动的、脉冲血流的机械辅助装置，通过中央驱动单位（Ikus®）及不同大小的血泵（10，25，30，50，60，80 mL）驱动，可用于右室辅助、左室辅助或双室辅助。

目标

心脏移植或心功能恢复的桥梁，或终期永久植入 。

标准设置

具体见表67-1。

抗凝指南

具体见表67-2。

表67-1　收缩期及舒张期的驱动压

VAD规格/mL	收缩期（LVAD/RVAD）mmHg	舒张期（LVAD/RVAD）mmHg
10	225/175	−50/−50
25	175/150	−50/−50
30	175/150	−50/−50
50	175/150	−25/−25
60	200/150	−25/−25
80	225/175	−25/−25

表67-2　抗凝指南

方案	药物/剂量/目标	
启用UFH • 术后>24 h • 没有出血 • 血小板>20×10⁹ /L • TEG正常	开始剂量 <12个月：15 U/（kg·h）（不用负荷量），6 h后增加到28 U/（kg·h） >12个月：10 U/（kg·h）（不用负荷量），6 h后增加到28 U/（kg·h） 目标ATⅢ>70%	APTT正常的1.5~2.5倍（每6 h复查）或者抗Xa 0.35~0.50 U/mL（第2剂后4 h抽血复查水平）
启用LMWH • 如果年龄<12个月 • 肌酐正常 • 没有出血 或者如果 • 不能去耐受PO • INRs不稳定 • UFH后没有出血	肝素 <3个月：1.5 mg/kg Bid >3个月：1 mg/kg Bid 如果INR 2.0~2.7：1 mg/kg Qd 如果INR<2.0：1 mg/kg Qd 目标ATⅢ>75%	抗Xa 0.6~1.0 U/mL（第2剂后4 h抽血复查水平直至稳定）

续表67-2

开始VitK拮抗药（用LMWH桥接） • 如果年龄>12个月 • 肠内喂养耐受	华法林0.2 mg/（kg·d）（最大5 mg/d）	INR 2.7~3.5（如果INRs不稳定则使用LMWH）
开始血小板抑制剂双嘧达莫： • 如果血小板>40×10⁹/L • 术后2 d及ADP>50% 及阿司匹林 • 如果血小板>40×10⁹/L • 术后4 d，引流管已拔除及ARA>50%	双嘧达莫 1 mg/（kg·次），Qd [最大15 mg/（kg·d）] 阿司匹林1 mg/（kg·d）	ADP活性<50% ARA活性<30%

UFH：普通肝素；INR：国际标准化比率；LMWH：低分子肝素；ADP：二磷酸腺苷；ARA：花生四烯酸。

故障排查：如有任何变化要通知PICU上级医生（表67-3）！

表67-3　VAD充盈不足（VAD舒张期）

低血容量	检查Hb及引流丢失量→补充容量
胸内压改变	检查CXR（气胸？），呼吸机设置→目标是早期拔管来增加CO（胸内正压的负面影响）
心包填塞	Echo核实，尽快通知外科医生
PVR增高	Echo降低PVR（具体见第三十四章**肺动脉高压**），Echo检查右心功能

续表67-3

流入管扭结	Echo检查机械性梗阻：体外/体内Echo
右心衰（仅仅LVAD使用）	Echo检查右心功能→强心药物支持右心功能（多巴酚丁胺，米力农）（具体见第三十章**一氧化氮**）
真空负压太小	增加真空负压（主要不要吸入空气）→驱动压
VAD率太高	降低VAD率，下调收缩期百分比

参考文献

[1] Bryant R 3rd, Steiner M, St Louis JD. Current use of the EXCOR pediatric ventricular assist device. J Cardiovasc Transl Res, 2010, 3: 612-617.

[2] Humpl T, Furness S, Gruenwald C, et al. The Berlin heart EXCOR pediatrics–The SickKids experience 2004–2008. Artif Organs, 2010, 34: 1082-1086.

[3] Groetzner J, Reichart B, Roemer U, et al. Cardiac transplantation in pediatric patients: fifteen-year experience of a single center. Ann Thorac Surg, 2005, 79: 53-60.

[4] Irving CA, Cassidy JV, Kirk RC, et al. Successful bridge to transplant with the Berlin Heart after cavopulmonary shunt. J Heart Lung Transplant, 2009, 28: 399-401.

[5] Almond CS, Buchholz H, Massicotte P, et al. Berlin Heart EXCOR Pediatric ventricular assist device Investigational Device Exemption study: study design and rationale. Am Heart J, 2011, 162: 425-435.e6.

[6] Hetzer R, Potapov EV, Alexi-Meskishvili V, et al. Single-center experience with treatment of cardiogenic shock in children by pediatric ventricular assist devices. J Thorac Cardiovasc Surg, 2011, 141: 616-623.

[7] Sharma MS, Forbess JM, Guleserian KJ. Ventricular assist device support in children and adolescents with heart failure: the Children's Medical Center of Dallas experience. Artif Organs, 2012, 36: 635-639.

[8] Fraser CD Jr, Jaquiss RD. The Berlin Heart EXCOR Pediatric ventricular assist device: history, North American experience, and future directions. Ann N Y Acad Sci, 2013, 1291: 96-105.

[9] Pratap JN, Wilmshurst S. Anesthetic management of children with in situ Berlin Heart EXCOR. Paediatr Anaesth, 2010, 20: 812-820.

[10] Weinstein S, Bello R, Pizarro C, et al. The use of the Berlin Heart EXCOR in patients with functional single ventricle. J Thorac Cardiovasc Surg, 2014, 147: 697-704.

第六十八章　心脏移植（HTX）

心脏移植见图68-1。

适应证

预期寿命<2年和/或非常差的生活质量，终末期的CHD，DCM，HCM（具体见第六十二章**心肌病**）。

风险预测

肺血管阻力（PVR）低风险：PVR≤4 WU或TPG≤

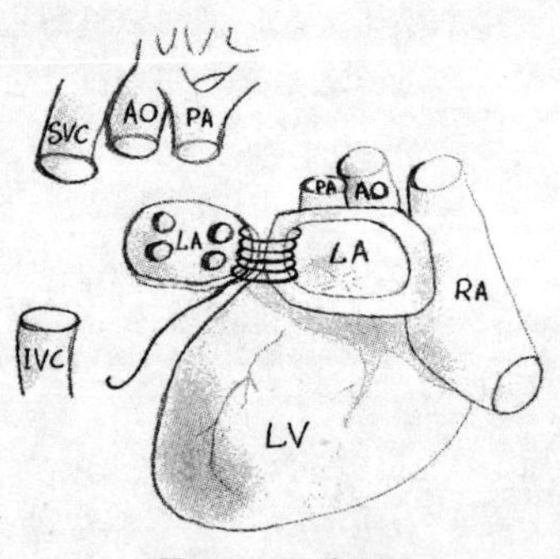

图68-1　心脏移植

10 mmHg，中度风险：PVR 5~9 WU或TPG 10~20 mmHg，高风险/禁忌证：PVR>9 WU或TPG≥15 mmHg。高风险患者：做心导管时用肺血管扩张剂（NO，前列环素）来试验。

捐赠者

大小不匹配高达4:1，要求捐赠者有很好的收缩功能（EF>50%），进行疱疹病毒、巨细胞病毒、HIV、人类T细胞白血病病毒、肝炎病毒、梅毒、弓形虫等血清学检查。

禁忌证

受体（多学科合作决定）：转移性无法治愈的肿瘤、严重脓毒血症、明确的肺动脉高压（考虑心肺联合移植）。供体：AIDS，人体T细胞白血病病毒或者乙型肝炎病毒抗原阳性。

术前准备

ECG，CXR，FBE，凝血功能，U&C，电解质，BNP，LFTs，ABO，HLA，CMV，EBV，HSV，HIV，VZV，麻疹，肝炎血清学，Echo，心导管（PVR，TPG），血管造影Angio CT，MRI，通气/血流比值（V/Q）扫描。

手术

以前是双心房技术，现在通常是双腔静脉技术。

术后管理

- 保持气管插管，机械通气，镇静24 h，延迟关胸需要的时间更长（具体见第三十一章**开胸**）。

• 正性肌力药：多巴酚丁胺或异丙肾上腺素、米力农联合肾上腺素（尽管去神经化，供心对外源性收缩药有很好的反应），SVR上升则使用SNP。考虑联合使用米力农及肾上腺素0.05 μg/（kg·min）的可能性。

• 血流动力学：根据捐赠者/受体的年龄调整。收缩功能恢复较早，舒张功能受损时间偏长（应用米力农）。

• 呼吸系统：保持正常氧及二氧化碳分压，可以考虑NO来减轻RV后负荷。

• 液体限制：1 mL/（kg·h）。

• 止血。

• 抗菌素预防治疗直到引流管拔除。肺囊虫肺炎预防。如果供体巨细胞病毒（CMV）阳性/受体阴性使用更昔洛韦。

• 免疫抑制：甲基强的松龙15~20 mg/（kg·次），Bid，用2 d，即复宁（含兔抗人胸腺细胞免疫球蛋白）球蛋白1.5 mg/kg，Qd，用5 d或巴利昔单抗，考虑静脉注射免疫球蛋白0.4g/kg，Qd，用5 d，钙调磷酸神经酶抑制剂：环孢霉素或者他克莫司[0.05 mg/（kg·次），Bid]调整到合适浓度，霉酚酸酯（MMF）30 mg/（kg·次），Bid或者硫唑嘌呤（3 mg/kg，Qd）调整到合适浓度。

特殊问题

• 早期移植失败：显著的左心衰竭→机械辅助，再次移植。

• 右心衰竭（尤其术前PVR/TPG增加）→NO（具体见第三十章**一氧化氮**），米力农，多巴酚丁胺或者肾上腺素，必要时考虑机械辅助。

• 低心输出量：保持镇静肌松，24 h以内不要撤离强心剂，起搏（婴幼儿140 min^{-1}，青少年100 min^{-1}），必要时考虑机械辅助。

• 急性排斥反应（在术后的7~10 d内很少见）：LV功能衰竭，心律失常。诊断：病理切片显示淋巴细胞性浸润。治疗：加大甲基强的松龙的剂量。

长期的并发症及死亡率

并发症：肾衰竭，心脏同种异体疾病（CAD），淋巴瘤，肿瘤形成，PTLD（移植后淋巴组织增生性疾病，常常与EBV相关）。治疗：临时下调免疫抑制剂，抗病毒治疗（利妥昔单抗）。

预后

生存率：1年90%，5年80%，10年70%。

参考文献

[1] Chinnock RE, Bailey LL. Heart transplantation for congenital heart disease in the first year of life. Curr Cardiol Rev, 2011, 7: 72-84.

[2] Seddio F, Gorislavets N, Iacovoni A, et al. Is heart transplantation for complex congenital heart disease a good option? A 25-year single centre experience. Eur J Cardiothorac Surg, 2013, 43: 605-611.

[3] Gazit AZ, Fehr J. Perioperative management of the pediatric cardiac transplantation patient. Curr Treat Options Cardiovasc Med, 2011, 13: 425-443.

[4] Webber SA, McCurry K, Zeevi A. Heart and lung transplantation in children. Lancet, 2006, 368: 53-69.

第六十九章　ABO血型不相容的HTX

器官共享联合网络（UNOS）政策：2岁以内的ABO血型不相容的HTX（具有可接受的同种红细胞凝集素滴定一低于1:4）（表69-1）。

术前准备

同种红细胞血凝素滴定，避免输血，根据指南来考虑输血。

围术期管理

如果同种滴定升高：一旦上了CPB则血浆置换，在AoCx释放前同种红细胞凝集素快速测定，如有需要重复血浆置换。

术后管理

ABO不相容的HTX每天进行同种血细胞凝集素滴定。如果有需要可重复血浆置换。

表69-1　受体-供体ABO血型相容性

受体	供体相容	供体不相容	要避免的抗体	血浆/血小板	RBC
O	O			O	
O		AB	抗A 抗B	AB	O
O		A	抗 A	AB或A	O
O		B	抗B	AB或B	O
A	A				
A	O				
A		AB	抗A 抗B	AB	A或O
A		B	抗A 抗B	AB	A或O
B	B				
B	O				
B		AB	抗A 抗B	AB	B或O
B		A	抗A 抗B	AB	B或O
AB	AB			AB	
AB	A			AB	
AB	B			AB	
AB	O			AB	

预后

恢复时间相似。与ABO血型相容的HTX比较，ABO血型不相容的HTX的感染及排斥反应的发生率下降。

参考文献

[1] Henderson HT, Canter CE, Mahle WT, et al. ABO-incompatible heart transplantation: analysis of the Pediatric Heart Transplant Study (PHTS) database. J Heart Lung Transplant, 2012, 31: 173-179.

第七十章　复苏快速参考表

心肺复苏时，从生命体征、气管插管、电除颤补液及用药的快速参考表（可置于投救车上）。

表70-1　复苏快速参考（1）

年龄	体重/kg	收缩压/mmHg	HR/min^{-1}	RR/min^{-1}	ETT	ETT嘴唇/鼻子深度/cm	电击除颤/J（4 J/kg）	液体/mL（20 mL/kg）
Term	3.5	50	100–180	40–60	3.0	8.5/10.5	14	70
3个月	5	50	100–180	30–50	3.5	9.5/11	20	100
6个月	8	60	100–160	30–50	4.0	10/13	32	160
1岁	10	65	100–140	25–45	4.0	11/14	40	200
2岁	13	65	80–130	20–30	4.5	12/15	50	260
5岁	17	70	70 110	15–25	5.0	14/17	70	340
10岁	30	85	60–105	15–20	6.0	17/21	120	600
14岁	50	90	50–100	15–20	7.5	19/23	200	1 000
17岁+	70	90	50–100	15–20	7.5	19/23	360	1 000

表70-2　复苏快速参考（2）

年龄	肾上腺素 1:10 000	肾上腺素 1:1 000	胺碘酮/mL （150 mg/3 mL）	10%葡萄糖/mL	20%甘露醇/mL
Term	0.4		0.3	15	7.5
3个月	0.6		0.5	25	12.5
6个月	0.8		0.8	40	20
1岁	1.0	0.1	1.0	50	25
2岁	1.5	0.2	1.3	65	32
5岁	2.0	0.2	1.7	85	40
10岁	3.0	0.3	3.0	150	65
14岁	5.0	0.5	5.0	250	125
17岁+	10.0 mL	1.0 mL	7.0	500	250

第七十一章　婴幼儿高级生命支持

婴幼儿心肺复苏后高级生命支持的流程：

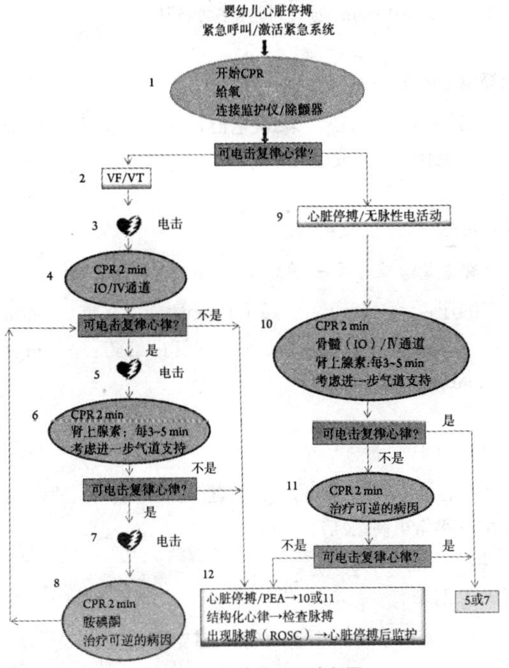

图71-1　婴幼儿CPR流程图

剂量/细节

CPR质量

- 用力按压（≥1/3前后胸直径）及快速（至少100 min^{-1}），保证胸廓完全回弹。
- 连续不间断按压。
- 避免过度通气。
- 每2 min轮换按压者。
- 如果没有建立人工通气，按压通气比为15:2；如果有人工通气，8~10 min^{-1}通气同时持续胸外按压。

除颤电击能量

第1次电击2 J/kg，第2次电击4 J/kg，逐渐提高电击≥4 J/kg，最大10 J/kg或成人剂量。

药物治疗

肾上腺素骨髓腔内注射/静脉注射（IO/IV）剂量

0.01 mg/kg（0.1 mL/kg 1:1 000浓度），每3~5 min重复。如果没有IO/IV通道，可以气管内给药：0.1 mg/kg（0.1 mL/kg 1:1 000浓度）。

胺碘酮IO/IV剂量

在心脏停搏期间5 mg/kg静脉推注。对于顽固的VF及无脉性VT剂量可高达2倍。

高级气道支持

- 气管插管或者声门上高级气道支持。

- 通过CO_2的波形或血气监测来确定和监测ET管的位置。
- 一旦建立高级气道支持每6~8 s给1次呼吸（8~10 min^{-1}呼吸）。

自主循环恢复（ROSC）

- 脉搏和血压。
- 动脉内监测到自主的动脉压力波形。

可逆转的病因

- 低血容量。
- 低氧血症。
- 氢离子（酸中毒）。
- 低血糖。
- 低/高钾血症。
- 低温。
- 张力性气胸。
- 心包填塞。
- 毒素。
- 肺动脉血栓。
- 冠脉血栓。

参考文献

[1] Kleinman ME, Chameides L, Schexnayder SM, et al. Part 14: pediatric advanced life support: 2010 American Heart Association Guidelines for Cardiopulmonary Resuscitation and Emergency Cardiovascular Care. Circulation, 2010, 122: S876-S908.

致谢

感谢中南大学湘雅二医院心血管外科杨一峰教授、周新民教授及科室全体同仁们的支持，使该指南能得以顺利出版！还要感谢湖南省儿童医院胸心外科邓喜成副教授的热心参与及湘雅二医院消化内科周雨迁教授对疑难翻译的指点。

感谢已逝的父爱，一直照亮我前行的路；感谢家人的关爱和支持，让我免于家务；感谢小她和小小她，给我的人生带来无限的欢乐。

陈金兰

中南大学湘雅二医院心血管外科ICU

图书在版编目(CIP)数据

PICU 心脏指南/(美)马克·安德斯(Marc Anders)主编;陈金兰译. --长沙:中南大学出版社,2018.7

ISBN 978-7-5487-3088-0

Ⅰ.①P… Ⅱ.①马… ②陈… Ⅲ.①小儿疾病—先天性心脏病—险症—护理—指南 Ⅳ.①R473.72-62

中国版本图书馆 CIP 数据核字(2017)第 287186 号

PICU 心脏指南

PICU XINZANG ZHINAN

(美)马克·安德斯(**Marc Anders**) 主编

陈金兰 译

□**责任编辑** 彭敏宁

□**责任印制** 易建国

□**出版发行** 中南大学出版社

社址:长沙市麓山南路 邮编:410083

发行科电话:0731-88876770 传真:0731-88710482

□**印 装** 长沙雅鑫印务有限公司

□**开 本** 787×950 1/44 □**印张** 7 □**字数** 207 千字

□**版 次** 2018 年 7 月第 1 版 □2018 年 7 月第 1 次印刷

□**书 号** ISBN 978-7-5487-3088-0

□**定 价** 48.00 元